Faten Hadj Kacem Akid
Nadia Charfi
Mohamed Abid

Les hyperaldostéronismes primaires

Faten Hadj Kacem Akid
Nadia Charfi
Mohamed Abid

Les hyperaldostéronismes primaires

Les nouveautés diagnostiques et thérapeutiques

Presses Académiques Francophones

Imprint
Any brand names and product names mentioned in this book are subject to trademark, brand or patent protection and are trademarks or registered trademarks of their respective holders. The use of brand names, product names, common names, trade names, product descriptions etc. even without a particular marking in this work is in no way to be construed to mean that such names may be regarded as unrestricted in respect of trademark and brand protection legislation and could thus be used by anyone.

Cover image: www.ingimage.com

Publisher:
Presses Académiques Francophones
is a trademark of
International Book Market Service Ltd., member of OmniScriptum Publishing Group
17 Meldrum Street, Beau Bassin 71504, Mauritius

Printed at: see last page
ISBN: 978-3-8416-3552-5

Copyright © Faten Hadj Kacem Akid, Nadia Charfi, Mohamed Abid
Copyright © 2015 International Book Market Service Ltd., member of OmniScriptum Publishing Group
All rights reserved. Beau Bassin 2015

Plan

INTRODUCTION 1

RAPPEL THEORIQUE 4

   1. PHYSIOLOGIE DU SYSTEME RENINE ANGIOTENSINE ALDOSTERONE 5
      1.1. Régulation de la sécrétion d'aldostérone 5
      1.2. Effets physiologiques de l'aldostérone 6
   2. PHYSIOPATHOLOGIE DE L'HAP 7
      2.1. Physiopathologie de l'hypertension au cours de l'HAP......................... 7
      2.2. Troubles ioniques au cours de l'HAP 8
      2.3. Retentissement de l'HAP 9
         2.3.1. Cœur 9
         2.3.2. Vaisseaux 10
         2.3.3. Rein 10

MATERIEL ET METHODES 12

   1. PATIENTS 13
      1.1. Critères d'inclusion : 13
      1.2. Critères d'exclusion : 13
   2. METHODES 14
      2.1. Données anamnestiques 14
      2.2. Données cliniques : 14
         2.2.1. Circonstances de découverte de l'HAP : 14
         2.2.2. Données anthropométriques : 15
         2.2.3. Caractéristiques de l'HTA 16
         2.2.4. Signes d'hypokaliémie : 17
      2.3. Données des examens paracliniques 17
         2.3.1. Bilan de retentissement de l'HTA 17
         2.3.2. Bilan d'orientation de l'HAP : 18
         2.3.3. Bilan de confirmation de l'HAP 20
            2.3.3.1. Explorations du SRAA 20
         2.3.4. Bilan à visée étiologique 21
            2.3.4. 1. Epreuves dynamiques 21
            2.3.4.2. Examens morphologiques 22
      2.4. Traitement 23
      2.5. Evolution 24
         2.5.1. En post opératoire immédiat : 24
         2.5.2. Evolution ultérieure : 24
      2.6. Analyses statistiques 24

RESULTATS **25**
    1. CARACTERISTIQUES EPIDEMIOLOGIQUES: 26
        1.1. Sexe : *26*
        1.2. Age... *26*
        1.3. Antécédents : *27*
            1.3.1. Antécédents familiaux : 27
            1.3.2. Antécédents personnels : 27
        1.4. Habitudes de vie : *29*
    2. CLINIQUE 30
        2.1. Circonstances de découverte : *30*
        2.2. Données anthropométriques : *30*
        2.3. Caractéristiques de l'HTA : *32*
            2.3.1. Ancienneté de l'HTA : 32
            2.3.2. Sévérité de l'HTA 32
            2.3.3. Retentissement de l'HTA : 34
            2.3.4. Traitement de l'HTA 35
        2.4. Signes liés à l'hypokaliémie *36*
    3. DONNEES PARACLINIQUES 37
        3.1. Bilan d'orientation... *37*
            3.1. 1. Ionogramme sanguin et urinaire 37
            3.1.2. Bilan métabolique : 39
        3.2. Bilan de confirmation de l'HAP : *41*
            3.2.1. Aldostérone plasmatique de base : 41
            3.2.2. Rénine active de base : 41
            3.2.3. Rapport aldostérone/rénine active plasmatique couchée 42
        3.3. Bilan à visée étiologique : *42*
            3.3.1. Epreuves dynamiques 42
            3.3.2. Examens morphologiques 43
                3.3.2.1. Echographie surrénalienne 43
                3.3.2.2. TDM surrénalienne : 43
                3.3.2.3. Imagerie par résonance magnétique des surrénales 44
                3.3.2.4. Scintigraphie surrénalienne à l'iodo-cholestérol 44
                3.3.2.5. Confrontation de l'échographie avec la TDM surrénalienne 44
    4. DIAGNOSTIC ETIOLOGIQUE 44
    5. COMPARAISON ENTRE ADENOME DE CONN ET HYPERPLASIE BILATERALE 45
    6. SYNDROME METABOLIQUE AU COURS DE L'HAP 47
    7. DONNEES THERAPEUTIQUES 48
        7.1. Traitement de l'HAP *49*
            7.1.1. Traitement chirurgical 49
            7.1.2. Traitement médical : 49
        7.2. Traitement des comorbidités associées... *50*

8. RESULTATS THERAPEUTIQUES 51
8.1. En cas d'adénome de Conn opéré (n = 18): 51
8.1.1. A court et moyen terme (1-6 mois) :.. 51
8.1.2. A long terme : 53
8.2. En cas de traitement médical (n=17): 54

DISCUSSION 55

1. DONNEES EPIDEMIOLOGIQUES 56
1.1. Fréquence 56
1.2. Sexe 58
1.3. Age.. 58
2. PRESENTATION CLINIQUE 59
2.1. Hypertension artérielle 59
2.2. Signes cliniques d'hypokaliémie 60
3. SIGNES BIOLOGIQUES 61
3.1. Bilan sanguin 61
3.1.1. Hypokaliémie 61
3.1.2. Alcalose métabolique 61
3.1.3. Troubles des hydrates de carbone : 62
3.1.4. Calcémie 62
3.2. Bilan urinaire 63
4. DIAGNOSTIC DE L'HAP 63
4.1. Diagnostic positif 63
4.1.1. Dépistage de l'HAP 63
4.1.2. Confirmation de l'HAP 69
4.1.3. Diagnostic étiologique 73
4.1.3.1. Données de l'examen clinique 73
4.1.3.2. Données du bilan biologique... 74
4.1.3.3. Apport des tests dynamiques... 75
4.1.3.4. Imagerie des surrénales 75
5. ETIOLOGIES DES HYPERALDOSTERONISMES PRIMAIRES... 81
5.1. Hyperplasie bilatérale des surrénales : 81
5.2. Adénome de Conn : 83
5.3 Hyperplasie unilatérale : 84
5.4. L'HAP familial : 85
5.4.1. Hyperaldostéronisme familial type 1de Gordon : 85
5.4.2. Hyperaldostéronisme familial type 2 de Gordon : 86
5.5. Corticosurrénalome sécrétant de l'aldostérone:.. 86
5.6. Adénomes sensibles à l'angiotensine II 87
5.7. Adénomes bilatéraux.. 87

- 6. FORMES CLINIQUES: 90
  - 6.1. Hyperaldostéronisme primaire dans le cadre du NEM1 90
  - 6.2. HAP sans hypertension 90
  - 6.3. HAP sans augmentation des concentrations d'aldostérone plasmatique et urinaire et avec une rénine active basse 91
  - 6.4. HAP avec aldostérone élevée et rénine active normale 92
  - 6.5. HAP sans hypokaliémie 92
  - 6.6. HAP se révélant sous forme d'un incidentalome surrénalien 92
  - 6.7. Association HAP et sténose de l'artère rénale 93
- 7. SYNDROME METABOLIQUE ET HAP 93
- 8. PRISE EN CHARGE THERAPEUTIQUE : 94
  - 8.1. Traitement chirurgical : 94
    - 8.1.1. Préparation préopératoire : 94
    - 8.1.2. Geste opératoire 95
  - 8.2. Traitement médical 96
    - 8.2.1. Antialdostérones 96
    - 8.2.2. Autres molécules antihypertensives 97
    - 8.2.3. Glucocorticoïdes (GC) 98
- 9. RESULTATS ET SURVEILLANCE DU TRAITEMENT : 98
  - 9.1. Patients opérés 98
  - 9.2. Patients non opérés 100

CONCLUSION **102**

BIBLIOGRAPHIE

ANNEXES

ABREVIATIONS

ACo : adénome de Conn

ADH : hormone antidiurétique

AP : aldostérone plasmatique

ARAII : antagoniste du récepteur de l'angiotensine II

ARP : activité rénine plasmatique

AVC : accident vasculaire cérébrale

BB : bétabloquant

CT : cholestérol total

DOC : désoxycorticostérone

FAN : facteur atrial natriurétique

FO : fond d'œil

GAJ : glycémie à jeun

HAP : hyperaldostéronisme primaire

HBS : hyperplasie bilatérale des surrénales

HDLc : high density lipoprotein cholestérol

HMJ : hyperglycémie modérée à jeun

HTA : hypertension artérielle

IC : inhibiteur calcique

IEC : inhibiteur de l'enzyme de conversion

IHC : intolérance aux hydrates de carbone

IMC : indice de masse corporelle

IRMA : méthode immunradiométrique

KTVS : cathétérisme des veines surrénaliennes

PA : pression artérielle

PDC : produit de contraste

PDV : perdu de vue

RA : rénine active

RAR : rapport aldostérone plasmatique/rénine active

RH : rétinopathie hypertensive

RIA : radio-immunologie

SM: syndrome métabolique

SPUPD : syndrome polyuro-polydypsique

SRAA: système rénine angiotensine aldostérone

TAD : tension artérielle diastolique

TAS : tension artérielle systolique

TG: triglycéride

TH : tour de hanche

TT : tour de taille

11beta-HSD2 : 11 beta-hydroxystéroïde déshydrogénase de type 2

INTRODUCTION

Introduction

L'hyperaldostéronisme primaire (HAP) est défini comme la production excessive d'aldostérone par une maladie affectant ordinairement primitivement la zone glomérulée de la corticosurrénale [1,2].

La triade clinico-biologique classique de cette affection est une hypertension artérielle (HTA) avec hypokaliémie et activité rénine plasmatique (ARP) basse [1,2].

L'HAP est une cause d'HTA secondaire qui a été longtemps sous diagnostiqué. Il constitue la première cause des HTA endocrines qui représentent plus de la moitié des causes d'HTA secondaires [3].

L'utilisation systématique du ratio aldostérone plasmatique/rénine active (RAR) comme test de dépistage a entraîné une augmentation importante de la prévalence de l'HAP au sein de la population des hypertendus touchant jusqu'à 15 à 20 % des patients hypertendus [4-6].

La recherche étiologique a largement bénéficié du progrès en matière d'exploration fonctionnelle et morphologique et les deux étiologies essentielles de cette pathologie sont l'hyperplasie bilatérale des surrénales (HBS) et l'adénome de Conn (ACo). Néanmoins, d'autres sous types sont actuellement rapportés [3].

Un diagnostic précoce et une étiologie précise conditionnent la stratégie thérapeutique, qui serait médicale en cas d'HBS et chirurgicale en cas d'ACo [3].

L'enjeu du dépistage est de ne méconnaitre aucun ACo, puisqu'il représente une des rares causes d'HTA potentiellement curable par la chirurgie [3].

Ainsi nous avons mené ce travail sur l'HAP dont les buts étaient de:
- Identifier les critères diagnostiques de l'HAP les plus pertinents
- Préciser l'intérêt et l'apport des différentes explorations hormonaleset morphologiques dans le diagnostic étiologique
- Déterminer la fréquence des principales étiologies de l'HAP
- Etablir une stratégie de prise en charge thérapeutique
- Identifier les paramètres prédictifs de la bonne réponse thérapeutique

RAPPEL THÉORIQUE

1. PHYSIOLOGIE DU SYSTEME RENINE ANGIOTENSINE ALDOSTERONE (SRAA)

1.1. Régulation de la sécrétion d'aldostérone

L'aldostérone est le principal minéralocorticoïde. Elle est produite par la zone glomérulée de la corticosurrénale. La sécrétion d'aldostérone est principalement régulée sur un mode endocrine par des facteurs circulants : l'angiotensine II et le potassium. En effet, l'hyperkaliémie stimule et l'hypokaliémie inhibe directement la sécrétion d'aldostérone. De plus, l'aldostéroneest physiologiquement dépendante des apports sodés qui, par l'intermédiaire des variations de la volémie, modulent la sécrétion de rénine et d'angiotensine II. Ainsi chez le sujet normal, l'augmentation des apports sodés inhibe la production de rénine et d'aldostérone [7, 8].

La corticotrophine (ACTH) plasmatique ne possède, quant à elle, qu'une action stimulante aiguë et transitoire sur l'activité sécrétoire de la zone glomérulée [8].

Les variations nycthémérales d'aldostérone sont en partie, sous la dépendance des variations d'ACTH [9].

En stimulant les mitoses, l'ACTH agit également sur le trophisme de la zone glomérulée [8].

D'autres modulateurs tels que le facteur atrial natriurétique (FAN), la dopamine, la sérotonine, l'hormone antidiurétique (ADH), les prostaglandines et le système kinine-kallicréine interviennent dans la régulation de la sécrétion d'aldostéronemais leur participation est moins importante [10] (Figure n°1).

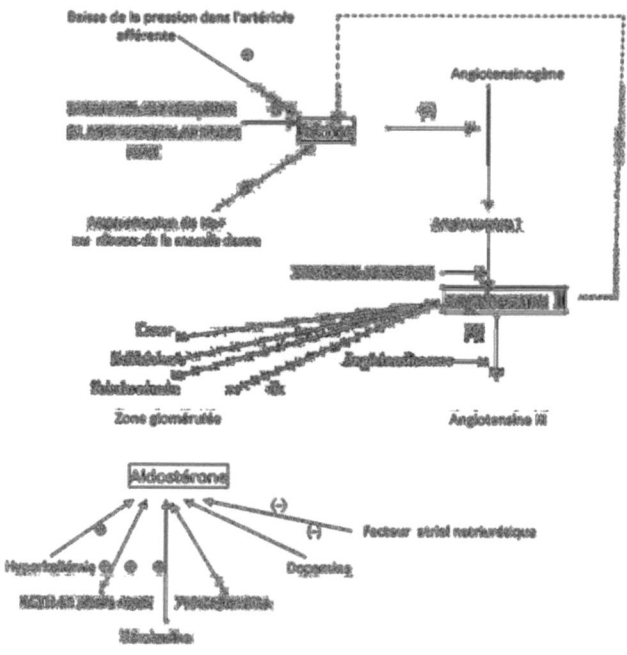

Figure n°1 : Mécanisme de régulation de la biosynthèse de l'aldostérone

1.2. Effets physiologiques de l'aldostérone

L'aldostérone exerce principalement son action au niveau du tube rénal distal et du tube collecteur. Elle se lie à un récepteur nucléaire dont la spécificité n'est pas absolue, car il est aussi activé par le cortisol et la désoxycorticostérone (DOC). Cependant, dans les conditions physiologiques, le cortisol ne peut accéder au récepteur rénal de l'aldostérone car il est préalablement transformé par la 11 beta-hydroxystéroïde déshydrogénase de type 2 (11beta-HSD2). Cette dernière transforme les glucocorticoïdes (cortisol, corticostérone) en dérivés 11-déshydrogénés (cortisone, 11-

déshydro-corticostérone) qui n'ont quasiment plus d'affinité pour le récepteur minéralo-corticoïde [7, 8].

Une fois ce récepteur est activé, il stimule la transcription des gènes codant pour la Na+/K+-ATPase basolatérale et le canal épithélial sodique amiloride-sensible, (ENaC) avec pour résultat une réabsorption de sodium et une perte de potassiumet des ions H+ [7, 8, 11] (Figure n°2).

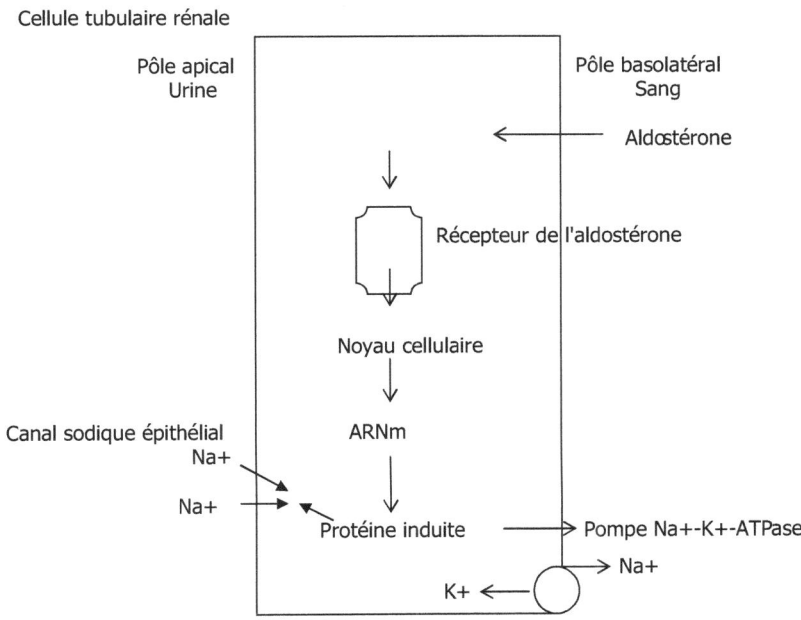

Figuren° 2: Action de l'aldostérone au niveau de la cellule rénale [8].

2. PHYSIOPATHOLOGIE DE L'HAP

2.1. Physiopathologie de l'hypertension au cours de l'HAP

La rétention sodée au cours de l'HAP va être à l'origine d'une hypervolémie. Cette dernière serait responsable en partie de l'HTA.

Cependant cette HTA au cours de l'HAP n'est pas directement corrélée au degré d'hypervolémie.

D'autre part, il existe une augmentation des résistances vasculaires périphériques. C'est pourquoi l'HTA des HAP est longtemps sensible aux médications vasodilatatrices comme les calcium-bloqueurs [11].

Par ailleurs, d'autres mécanismes contribuent à l'HTA au cours de l'HAP comme l'hypertonie sympathique, attribuée à un effet presseur direct de l'aldostérone par action centrale. Et enfin, l'augmentation de la réactivité vasculaire aux hormones vasoconstricteurs (angiotensine II, vasopressine, cathécolamines, ….) favorisée par l'excès de minéralocorticoïdes [12].

2.2. Troubles ioniques au cours de l'HAP

L'expansion volémique entraine une diminution de la réabsorption proximale de sodium par le biais d'une augmentation de la production du FAN. Ce phénomène d'échappement explique l'absence d'œdème dans l'HAP [13, 14, 15].

Une seconde conséquence importante de l'HAP est la kaliopénie par perte rénale de potassium, dont l'intensité dépend à la fois du degré d'hypersécrétion d'aldostérone et de la quantité de NaCl délivrée au canal collecteur. En effet, ces deux facteurs déterminent l'importance de la réabsorption de NaCl dans le canal collecteur, qui tient indirectement sous sa dépendance la sécrétion de potassium via la différence de potentiel lumière-négative trans-épithéliale. On comprend ainsi que les formes sévères d'HAP principalement les adénomes s'accompagnent d'une hypokaliémie alors que les formes modérées principalement les hyperplasies peuvent avoir une kaliémie dans les limites des valeurs normales. On comprend également l'influence majeure des apports alimentaires sodés sur la kaliémie dans l'HAP. En effet, une augmentation des apports de NaCl aggrave ou démasque une hypokaliémie alors qu'une restriction sodée atténue ou fait disparaître une hypokaliémie existante [8,16].

L'hypokaliémie est assez fréquemment associée à une alcalose métabolique en général modérée et à une tendance hypernatrémique. Cette hypokaliémie, associée à l'hypervolémie, va être à l'origine d'une inhibition de la sécrétion de l'hormone antidiurétique responsable du syndrome polyuro-polydipsique (SPUPD) [16].

2.3. Retentissement de l'HAP

L'HAP est longtemps considéré comme une forme bénigne d'HTA secondaire. Des études récentes ont montré qu'il peut être responsable à long terme de complications cardio-vasculaires et rénales indépendamment de l'HTA. Ainsi, l'aldostérone est directement impliquée dans cette toxicité rénale, vasculaireet cardiaque.

2.3.1. Cœur

Des études récentes ont montré que le cœur est le premier organe à être atteint au cours de l'HAP [17]. Un des effets chroniques les mieux documentés de l'aldostérone sur le cœur est l'induction de la fibrose myocardique. Cette dernière est due à une augmentation de la concentration en collagène du myocarde [18, 19,20] et du tissu fibreux interstitiel. Ceux-ci aboutissent à une hypertrophie pariétale du ventricule gauche et une élévation de son diamètre télédiastolique, d'où une altération de la fonction diastolique du ventricule gauche [16, 20,21,22,23].

De nombreuses études ont montré que l'HVG est plus fréquente et plus importante chez les patients porteurs d'un HAP que chez ceux ayant une HTA essentielle [18,20,24,25].

De même, il est démontré actuellement qu'au cours de l'HAP, les patients ont un risque plus élevé d'accidents cardio-vasculaires type angor, infarctus du myocarde, fibrillation auriculaire et insuffisance cardiaque congestive que les hypertendus essentiels [17,19 ,26].

2.3.2. Vaisseaux

Ces complications sont liées à l'effet toxique direct de l'aldostérone sur la paroi vasculaire provoquant des modifications du contenu en collagène et du rapport élastine/collagène. L'aldostérone entraine également une fibrose par un effet local au niveau vasculaire [27,28].

L'excès d'aldostérone est ainsi susceptible de modifier la composition et les propriétés de la matrice extracellulaire de la paroi aortique, dans le sens d'une atteinte artérielle plus rapide et d'une fragilisation de la paroi vasculaire responsable d'une dissection aortique [29]. De même, l'HAP est responsable d'incidence plus élevée d'accident vasculaire cérébral [30,31].

Récemment, une élévation des marqueurs de l'inflammation a été rapportée chez des patients atteints d'HAP. Cette inflammation semble jouer un rôle central dans la pathogénie de l'athérosclérose via la production de radicaux libres oxygénés (ROS). Ceux-ci aboutissent à une prolifération des cellules endothéliales et une augmentation des molécules d'adhésion endothéliale à l'origine d'un remodelage vasculaire [28].

2.3.3. Rein

Le retentissement rénal de l'HAP est plus marqué que celui de l'HTA essentielle. Ce retentissement est expliqué non seulement par l'HTA et l'excès d'aldostérone mais également par l'exposition chronique à l'hypokaliémie. En effet, cette dernière peut induire une insuffisance rénale chronique (IRC) via des altérations tubulo-interstitielles caractéristiques qui consistent en une vacuolisation des cellules tubulaires épithéliales et une fibrose interstitielle [32].

Plusieurs études ont montré une augmentation significative de la filtration glomérulaire, de l'excrétion urinaire d'albumine et de la béta-2 microglobuline par rapport aux HTA essentielles [8,27,29,33,34]. Ces données suggèrent qu'un excès en aldostérone est associé à un état d'hyperperfusion, d'hyperfiltration et d'hypertension glomérulaire qui participent à l'atteinte rénale [35].

Ces effets délétères semblent être réversibles après traitement médical ou chirurgical [33].

MATÉRIEL ET MÉTHODES

1. PATIENTS

Il s'agit d'une étude rétrospective descriptive concernant 38 patients présentant un HAP, colligés dans le service d'endocrinologie et de diabétologie, de l'hôpital Hédi Chaker de Sfax sur une période de 13 ans allant de 1998 jusqu' à 2011.

1.1. Critères d'inclusion :

Nous avons colligé des patients âgés de plus de 18 ans ayant un HAP. Ce diagnostic était retenu chez nos patients devant un RAR supérieur à 23 associé à une rénine active (RA) freinée inférieure à 5 pg/ml et/ou à une aldostérone plasmatique (AP) élevée supérieure à 150 pg/ml.

1.2. Critères d'exclusion :

Nous avons exclu de notre étude :

- ❖ Les patients présentant un hyperaldostéronisme secondaire en rapport avec une sténose de l'artère rénale ou une HTA maligne.
- ❖ Les patients présentant une autre cause d'hyperminéralocorticisme en particulier le syndrome de cushing ou un déficit enzymatique corticosurrénalien.

2. METHODES

Une fiche de données était préalablement élaborée pour le recueil des données cliniques, paracliniques, thérapeutiques et évolutives.

A partir de chaque dossier médical, nous avons recueilli les données suivantes :

2.1. Données anamnestiques

- ❖ Age et sexe
- ❖ Antécédents familiaux d'HTA, d'HAP et de maladies cardiovasculaires
- ❖ Antécédents personnels d'HTA, de maladies métaboliques et cardiovasculaires
- ❖ Présence ou non de signes fonctionnels d'HTA à type de céphalées, palpitations, flou visuel, bourdonnement d'oreilles et vertiges
- ❖ Caractéristiques de l'HTA : ancienneté, sévérité, retentissement, traitementet évolution sous traitement antihypertenseur
- ❖ Signes fonctionnels d'hypokaliémie à type d'asthénie, SPUPD, nycturie, paresthésies, paralysies intermittentes, crampes et douleurs musculaires

2.2. Données cliniques :

2.2.1. Circonstances de découverte de l'HAP :

- ❖ HTA réfractaire définie par une TA ≥ 140/90 mmHg malgré une trithérapie dont au moins un diurétique [15].
- ❖ HTA et hypokaliémie définie par une kaliémie inférieure à 3,6 ou 3,9 mmol/l si le patient est sous antagoniste du système rénine

angiotensine aldostérone ou inhibiteur de l'enzyme de conversion (IEC) sans diurétique.

- ❖ Incidentalome surrénalien associé à une HTA et/ou hypokaliémie
- ❖ HTA grade 2 ou 3
- ❖ Survenue précoce de l'HTA (< 40 ans)

2.2.2. Données anthropométriques :

- ❖ Poids (kg)
- ❖ Taille (m): mesurée à l'aide d'une toise graduée en centimètres chez des sujets déchaussés
- ❖ L'indice de masse corporelle (IMC) défini par le rapport du poids (Kg) divisé par le carré de la taille (m), exprimé en kg/m^2

$$\boxed{\text{IMC (kg/m}^2\text{) : Poids/Taille}^2}$$

La surcharge pondérale est définie par un IMC entre 25 et 29,9 kg/m^2. L'obésité est définie par un IMC ≥ 30 kg/m^2.

L'IMC permet également de stratifier les différentes classes d'obésité (Tableau I).

Tableau I : Définition et classification de l'obésité (OMS : 1998)

Obésité classe I	30-34,9 kg/m^2
Obésité classe II	35-39,9 kg/m^2
Obésité classe III	≥ 40 kg/m^2

- ❖ Tour de taille (TT) en cm mesuré à mi-distance entre l'épine iliaque antéro-supérieure et le rebord costal sur la ligne médio-axillaire (sujet en vêtements légers).
- ❖ Tour de hanche (TH) : est la circonférence la plus large mesurée au niveau des grands trochanters.

- ❖ Rapport TT/TH
- ❖ Le type d'obésité était précisé selon le seuil de TT associé au TT/TH. L'obésité abdominale ou viscérale est définie pour un TT supérieur ou égale à 102 cm chez l'homme et 88 cm chez la femme et/ou par un rapport (TT/TH) supérieur ou égale à 0,85 cm chez la femme et supérieur ou égale à 0,9 chez l'homme.

2.2.3. Caractéristiques de l'HTA

❖ Conditions de mesure de la pression artérielle (PA) :

La mesure se fait sur un bras complètement dévêtu, chez un patient au repos depuis 5 min, dans un premier temps en décubitus ou en position assise, le bras étant maintenu au niveau du cœur puis complétée par une mesure après 2 min en position debout. La mesure se fait également au bras controlatéral à la recherche d'une asymétrie tensionnelle.

❖ Evaluation de la sévérité de l'HTA :

L'HTA est définie par une tension artérielle systolique (TAS) supérieure ou égale à 140 mm Hg et/ou tension artérielle diastolique (TAD) supérieure ou égale à 90 mmHg. La sévérité de l'HTA est jugée en se référant aux critères de l'ESH/ESC 2007 (tableau II) [15].

Tableau II: Classification de l'HTA selon l'ESH/ESC 2007[15]

Classification de la PA	PAS (mmHg)		PAD (mmHg)
Normale	120-129	Et	80-84
Normale haute	130-139	Ou	85-89
Grade 1	140-159	Ou	90-99
Grade 2	160-179	Ou	100-109
Grade 3	≥180	Ou	≥110
HTA systolique isolée	≥140	Et	<90

2.2.4. Signes d'hypokaliémie :
2.2.4.1. Signes cliniques :

- ❖ Faiblesse musculaire :
  - ➢ Signe de tabouret : il correspond à l'impossibilité de se relever sans l'aide des mains d'une position assise sur un tabouret bas
- ❖ Signes d'hyperexcitabilité neuro musculaire :
  - ➢ Signe de Trousseau : il correspond à l'apparition d'une « main d'accoucheur » lors de la compression du bras par un sphygmomanomètre à mercure gonflé 10 mmHg au-dessus de la pression artérielle systolique pendant 3 minutes.
  - ➢ Signe de Chvostek : est la contraction involontaire de la commissure labiale lors de la percussion du nerf facial au niveau de la joue à mi-distance entre la commissure labiale et l'oreille.

2.2.4.2. Signes électriques:

- ❖ Aplatissement de l'onde T, apparition d'une onde 'U', sous-décalage du segment 'ST', allongement de l'intervalle 'QT'
- ❖ Troubles du rythme supra-ventriculaire: fibrillation et flutter auriculaire
- ❖ Troubles du rythme ventriculaire : extrasystole ventriculaire, tachycardie ventriculaire, fibrillation ventriculaire

2.3. Données des examens paracliniques
2.3.1. Bilan de retentissement de l'HTA

L'appréciation de la fonction rénale par la mesure de l'urée, créatininémie, protéinurie de 24h et la microalbuminurie était réalisée pour tous les patients. De même, la réalisation d'un électrocardiogramme (ECG) à la recherche de signes d'hypertrophie ventriculaire gauche (HVG) (Indice de

Sokolow supérieur à 35mm, axe gauche, surcharge systolique avec des ondes T négatives en V_4, V_5 et V_6) et de la radiographie du thorax à la recherche d'une cardiomégalie était faite pour tous les patients.

Alors que l'échographie cardiaque était réalisée pour 11 patients à la recherche d'une hypertrophie concentrique du ventricule gauche et était indiquée devant des signes d'appel clinique et/ou électrique. Enfin, un examen par fond d'œil (FO) à la recherche d'une rétinopathie hypertensive (RH) était pratiqué chez 30 patients.

2.3.2. Bilan d'orientation de l'HAP :

2.3.2.1. Ionogramme sanguin et urinaire :

L'ionogramme sanguin et urinaire étaient pratiqués chez tous les patients 3 jours de suite. L'ionogramme sanguin était réalisé à la recherche d'une hypokaliémie. Les prélèvements étaient faits sans garrot, après une ponction veineuse directe et étaient rapidement centrifugés afin d'éviter l'hémolyse qui entraine une sortie des ions K^+ du milieu intra cellulaire vers le milieu extra-cellulaire, élevant ainsi faussement la kaliémie.

L'alcalose métabolique est définie par des bicarbonates supérieurs à 29 mmol/l.

L'ionogramme urinaire était réalisé afin d'apprécier la kaliurèse de 24 h. En cas d'hypokaliémie, la kaliurèse est dite inadaptée si elle est ≥ à 30 mmol/24 h.

2.3.2.2. Troubles de la tolérance glucidique

Les troubles de la glycorégulation sont définis selon les critères adoptés par l'OMS en 1998 [36].

❖ Le diagnostic de diabète est retenu si :
➢ la glycémie à jeun (GAJ) est ≥ 1,26 g/l (7 mmol/l) et/ou

> la glycémie 2 heures après charge orale de 75 g de glucose (HGPO) ≥ 2 g/l (11,1 mmol/l)

❖ Le diagnostic d'intolérance aux hydrates de carbone (IHC) est retenu si la glycémie 2 heures après HGPO est comprise entre 1,4g/l (7,8 mmol/l) et 2 g/l (11,1 mmol/l).

❖ Le diagnostic d'hyperglycémie modérée à jeun (HMJ) est retenu si la GAJ est ≥ 1,10 g/l (6,1 mmol/l) et < 1,26 g/l (7 mmol/l).

Une GAJ associée ou non à un dosage de la glycémie 2 heures post charge orale de 75 g de glucose était réalisée chez les patients non connus diabétiques (n=23) afin de dépister un trouble de la tolérance glucidique.

2.3.2.3. Bilan lipidique

Un bilan lipidique incluant le dosage du cholestérol total (CT), des triglycérides (TG) et du high density lipoprotein cholesterol (HDLc) était pratiqué chez tous nos patients. Son interprétation était faite en se référant aux recommandations de l'AFFSAPS 2005 [37].

2.3.2.4. Syndrome métabolique (SM) :

Le SM est défini selon les critères de la NCEP ATPIII (National Cholestérol Education Program - Adult Treatment Panel III) en l'occurrence l'association de 3 critères parmi les 5 proposés par ce consensus (Tableau III) [38].

Tableau III : Critères diagnostiques du SM selon la NCEP ATPIII.

Tour de taille	≥ 102 cm chez l'homme
	≥ 88 cm chez la femme
Triglycérides	≥ 1,5 g/l (1,7 mmol/l)
HDL Cholestérol	< 0,4 g/l (1,03 mmol/l) chez l'homme
	< 0,5 g/l (1,29 mmol/l) chez la femme
Pression artérielle	≥ 130/85 mmHg
Glycémie à jeun	≥ 1,1 g/l (6,1 mmol/l)

2.3.3. Bilan de confirmation de l'HAP

2.3.3.1. Explorations du SRAA

2.3.3.1.1. Conditions de mesure:

Les explorations du SRAA étaient faites en respectant les recommandations en vigueur :

- ❖ Sous régime normo-sodé apportant 6 à 9 g de NaCl par jour, la natriurèse doit être supérieure à 100 mmol/24 h pendant les jours précédents. Les régimes hyposodés engendrent un hyperaldostéronisme physiologique rendant non fiables les seules mesures de l'aldostéronémie [39-41].
- ❖ Après avoir corrigé l'hypokaliémie par une administration orale de chlorure de potassium 3 à 4 g/jour [41], car une hypokaliémie profonde inhibe la sécrétion d'aldostérone
- ❖ Après arrêt de certains médicaments qui peuvent interférer avec l'axe rénine-angiotensine-aldostérone [21-42]
  - ➢ spironolactone: 6 semaines
  - ➢ diurétiques, IEC, antagonistes des récepteurs AT1 de l'angiotensine II (ARAII) et bêtabloquants (BB) :2 semaines.
  - ➢ Lorsqu'un traitement antihypertenseur devrait être prescrit en raison de la sévérité de l'HTA, les inhibiteurs calciques (IC), les alpha-bloquants et les antihypertenseurs centraux étaient utilisés de préférence [21].
- ❖ Les prélèvements sanguins étaient réalisés dans la matinée habituellement entre 8 h et 10 h, à jeun, après trois heures en position couchée avec dosage de l'AP de base et de la RA.

2.3.3.1.2. Normes du SRAA :

Du fait des méthodes diverses de mesure et de la diversité des anticorps utilisés, il n'existe pas de valeur seuil utilisable par tous les laboratoires.

Dans notre série, les dosages étaient réalisés dans le service de Radio-immunologie de l'Institut Pasteur de Tunis.

L'aldostérone était dosée par la méthode immuno-radiométrique (IRMA) et nous avons utilisé les normes suivantes :
- ❖ l'aldostéronémie couchée moyenne est de 274 pmol/l (extrêmes : 116 à 558).
- ❖ le facteur de conversion de l'aldostérone est : 1 ng/dl équivaut à 27,7 pmol/l (SI).

Concernant la RA, elle était dosée par la méthode radioimmunologique (RIA) et les normes utilisées pour la RA plasmatique moyenne en position couchée étaient variable selon l'âge :
- ❖ 20-40 ans : 8,5 ng/l (extrêmes : 3,6 -20)
- ❖ 40-60 ans : 6,3ng/l (extrêmes : 1,1-20)
- ❖ >60 ans : 5,6 ng/l (extrêmes : 0,1-16)

2.3.4. Bilan à visée étiologique

2.3.4. 1. Epreuves dynamiques

Le test au Captopril était utilisé chez 3 patients, les plus anciens de notre série.

Test au Captopril: c'est un test de freination qui consiste à administrer du Captopril per os, à la dose de 1mg/kg, 90 min avant le dosage plasmatique de l'aldostérone et de la RA. Une diminution de 20% du taux d'AP par rapport au taux de base oriente vers une HBS. En cas d'ACo, l'administration de Captopril n'a aucune incidence sur le taux d'aldostérone [7, 11, 43].

2.3.4.2. Examens morphologiques

2.3.4.2.1. Echographie surrénalienne

Elle était pratiquée chez 11 patients.

2.3.4.2.2. Tomodensitométrie des surrénales

Après démonstration biologique d'un HAP, nos patients étaient explorés essentiellement par une tomodensitométrie des surrénales (TDM). Cet examen était réalisé dans 36 cas. Un patient était perdu de vue après le diagnostic biologique de l'HAP et l'autre patient avait bénéficié d'une IRM surrénalienne.

Les loges surrénaliennes sont étudiées par des coupes jointives de 4 mm. Le protocole comportait des coupes sans injection de produit de contraste (PDC) et avec injection de PDC chez tous les patients.

On a précisé par la TDM l'aspect des surrénales ainsi que des éventuels nodules surrénaliens en précisant leur nombre, taille, densité et localisation.

Les aspects recherchés étaient l'adénome et l'hyperplasie.

La visualisation d'un nodule unique de faible densité au sein d'une surrénale normale avec une surrénale controlatérale normale ou hypotrophique est en faveur d'un ACo.

Les critères d'hyperplasie sont : une augmentation de la taille d'une ou des deux surrénales, une densité hétérogène et une modification de la régularité des bords.

Un calcul du pourcentage de lavage absolu ou Wash out était réalisé pour l'étude de la cinétique des nodules dont la densité spontanée était supérieure à 10 UH. Un Wash out > à 60 était en faveur de la bénignité.

2.3.4.2.3. IRM surrénalienne

Réalisée pour un seul patient devant la présence d'une insuffisance rénale terminale.

Comme critère de présence d'un adénome, on retient la visualisation d'un nodule en iso ou en hyposignal en séquence T1 par rapport au foie.

En faveur d'une hyperplasie, un aspect normal ou une augmentation de l'épaisseur des deux surrénales.

2.3.4.2.4. Scintigraphie à la nor-iodo-cholestérol :

Elle était réalisée pour 4 patients.

Elle était effectuée sous freinage par la dexaméthasone (DXM) (2 mg par jour durant les 2 jours précédant l'injection de l'isotope et prolongé durant 4 jours après et ceci pour inhiber la production d'ACTH et de ce fait la sécrétion de la fasciculée et la réticulée). Cette scintigraphie était faite également après saturation du parenchyme thyroïdien par la solution de Lugol chez nos patients et après l'interruption des traitements antihypertenseurs interférant avec le SRAA. Dans les cas typiques, l'examen visualise une fixation élective et extinctive en cas d'ACo, une fixation bilatérale et symétrique en cas d'hyperplasie, une fixation bilatérale et asymétrique en cas d'hyperplasie avec macronodule fonctionnel.

2.4. Traitement

Une fois le diagnostic étiologique établi, la décision thérapeutique était soit:

- ❖ Le traitement chirurgical : une surrénalectomie unilatérale en cas de lésion unilatérale au-delà de 1 cm.

- ❖ Le traitement médical par les antialdostérones en cas d'HAP idiopathique. La molécule utilisée était la spironolactone dans tous les cas.

2.5. Evolution

2.5.1. En post opératoire immédiat :

On a essayé d'apprécier essentiellement :

- ❖ la kaliémie
- ❖ l'évolution de l'HTA : guérison, amélioration ou persistance

2.5.2. Evolution ultérieure :

2.5.2.1. HTA :

- ❖ L'HTA est considérée comme guérie si les chiffres tensionnels après chirurgie sont inférieurs ou égaux à 140/90 mmHg sans traitement.
- ❖ L'HTA est considérée améliorée si les chiffres tensionnels étaient abaissés sous traitement antihypertenseur ou si le traitement aspécifique préalable était allégé
- ❖ L'échec du traitement est défini par des chiffres tensionnels identiques ou plus élevés qu'avant le traitement spécifique

2.5.2.2. Kaliémie

2.6. Analyses statistiques

Les calculs statistiques étaient réalisés avec le logiciel SPSS version 18.

Les tests statistiques utilisés sont :

- ❖ Le test de CHI2 pour la comparaison des variables discontinues.
- ❖ Le test de Student pour la comparaison des variables continues.
- ❖ Une prévalence $\leq 0,05$ est considérée comme statistiquement significative.

RÉSULTATS

1. CARACTERISTIQUES EPIDEMIOLOGIQUES:

1.1. Sexe :

Dans notre série, une prédominance masculine était relevée avec 21 hommes (55,3%) et 17 femmes (44,7%) soit un sex-ratio (M/F) à 0,8 (Figure n°3).

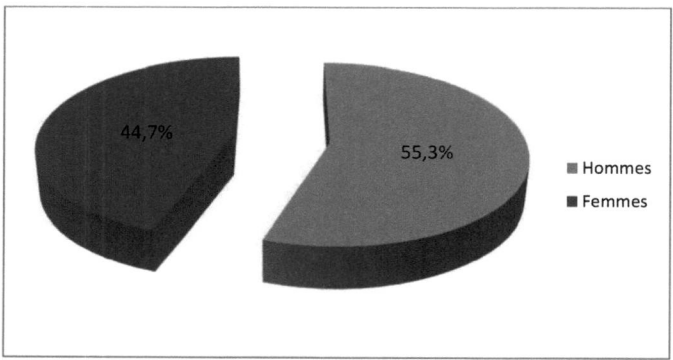

Figure n°3 : Répartition des patients selon le sexe

1.2. Age

L'âge moyen de nos patients était de 56,13 ans ± 12,98 avec des extrêmes allant de 29 à 82 ans. L'âge moyen des femmes était de 53,9 ans ± 13,1 et celui des hommes était de 57,9 ans ± 12,86.

81,5% de nos patients avaient un âge supérieur à 40 ans (Figure n°4).

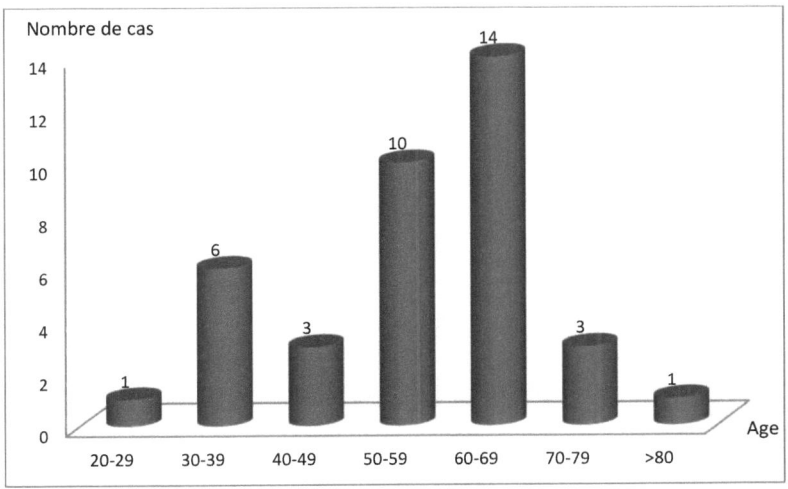

Figure n° 4 : Répartition des patients selon l'âge

1.3. Antécédents :

1.3.1. Antécédents familiaux :

L'HTA familiale était présente chez 31 patients soit 81,6 % alors que l'antécédent familial de diabète type 2 (DT2) était présent chez 27 patients soit 71% et les maladies cardiovasculaires étaient notées dans 15 cas soit 39,5%.

1.3.2. Antécédents personnels :

Quinze de nos patients étaient diabétiques type 2 (39,4%), avec une ancienneté moyenne du diabète de 5, 87 ans (4 mois -15 ans) (Figure n°5).

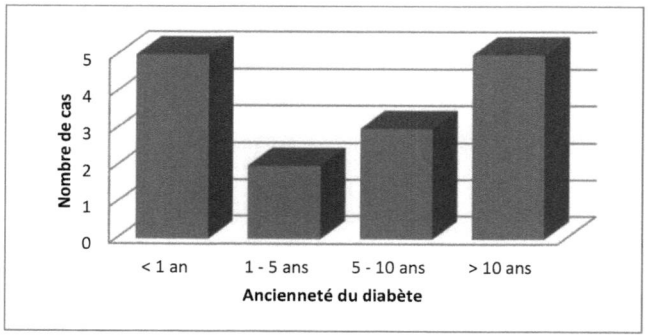

Figure n°5 : Répartition des patients diabétiques selon l'ancienneté du diabète

Au moment de l'étude, le diabète était compliqué chez 9 patients (60%). Il s'agissait de 19 complications microangiopathiques [rétinopathie diabétique dans 7 cas (46,6%), polyneuropathie et néphropathie diabétique dans 6 cas pour chacune (40%)] et de 9 complications macroangiopathiques [AVC dans 4 cas (26,6%), artérite des membres inférieurs dans 3 cas (20%) et insuffisance coronaire dans 2 cas (13,3%)] (Figure n°6).

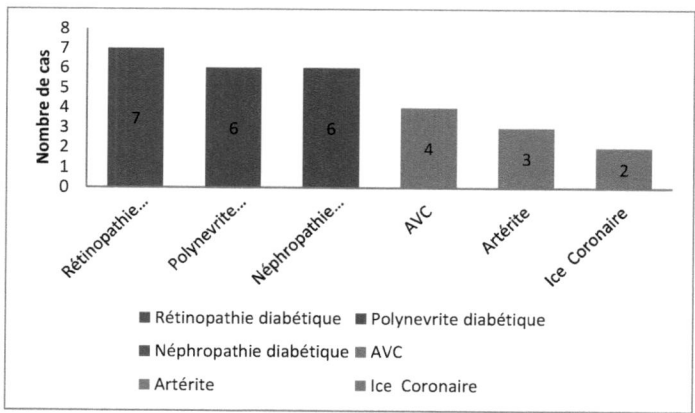

Figure n°6 : Répartition des diabétiques selon le type des complications micro et macrovasculaires

Dix patients avaient une dyslipidémie soit 26,3%. Cette dernière était de type IIb dans la moitié des cas et de type IV dans les cas restants. L'ancienneté moyenne de la dyslipidémie était 4,45 ans (1 mois – 11 ans) (Figure n°7).

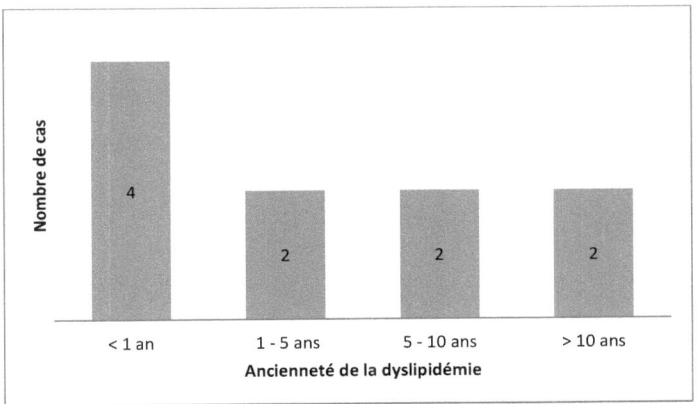

Figure n°7 : Répartition des patients selon l'ancienneté de la dyslipidémie

Par ailleurs, une sténose de l'artère rénale athéromateuse était constatée dans un cas, traitée par angioplastie avec mise en place d'un stent. Chez ce patient, l'HAP était découvert 2 ans après ce geste de revascularisation. Enfin, 2 patients avaient un syndrome d'apnée du sommeil.

1.4. Habitudes de vie :

Le tabagisme actif était retrouvé chez 10 hommes parmi 21 (47,6%).

2. CLINIQUE

2.1. Circonstances de découverte :

Dans notre série, l'HAP était découvert essentiellement devant une HTA associée à une hypokaliémie dans 20 cas (52,6%).

Les autres circonstances étaient représentées par un incidentalome surrénalien dans 12 cas (31,6%). Cet incidentalome surrénalien était associé à une HTA dans 8 cas et à une hypokaliémie avec HTA dans 4 cas. Enfin, une HTA réfractaire était la circonstance révélatrice de l'HAP dans 6 cas (15,8%) (Figure n°8).

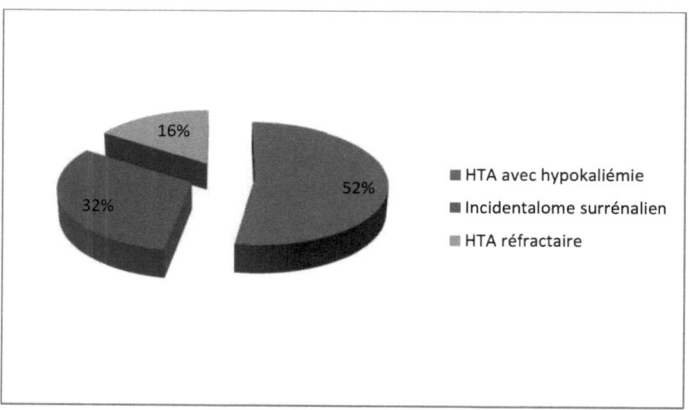

Figure n°8 : Circonstances de découverte de l'HAP

2.2. Données anthropométriques :

2.2.1. IMC :

L'IMC moyen était de 29,9 kg/m² (extrêmes : 20,7 à 52 kg/m²) (Figure n°9). L'IMC des femmes était plus élevé que celui des hommes (31,94 kg/m² ± 7,05 vs 28,37 kg/m² ± 4,92) mais la différence n'était pas significative (p=0,076).

Une surcharge pondérale était présente dans 36,8% des cas soit 14 patients (3 femmes et 11 hommes).

Une obésité était recensée dans 17 cas (44,7%). Elle était étiquetée de classe I dans plus de la moitié des cas (64,7%) soit 11 patients (9 femmes et 2 hommes) alors qu'elle était de classe II dans 17,64% des cas soit 3 patients (1 femme et 2 hommes) et de classe III dans 17,64% des cas soit 3 patients (2 femmes et 1 homme).

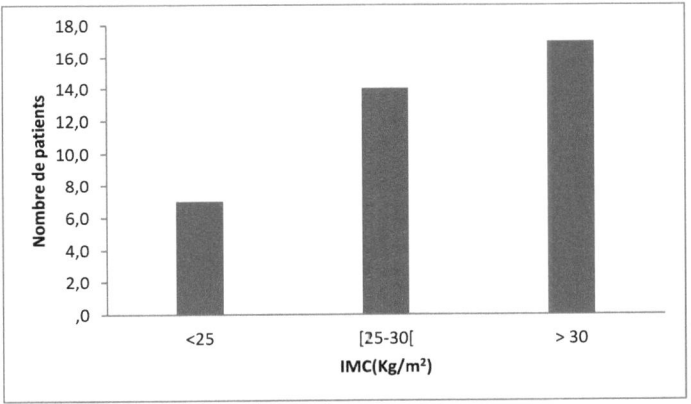

Figure n°9 : Répartition des patients selon l'IMC

2.2.2. Tour de taille :

Le TT moyen était de 102 cm avec des extrêmes allant de 58 cm à 126 cm. Les femmes avaient un TT légèrement plus élevé que celui des hommes (103,53cm ± 15,76 vs 101,83 cm ± 11,06, p= 0,719). La répartition androïde était présente dans 60,52% des cas soit 23 patients répartis en 9 hommes et 14 femmes.

2.3. Caractéristiques de l'HTA :

2.3.1. Ancienneté de l'HTA :

L'ancienneté de l'HTA était précisée dans 37 cas. Elle était en moyenne de 8,9 ans (extrêmes : 1mois-33 ans). L'HTA était récente (< 5 ans) dans la moitié des cas (14 cas) et était ancienne (>15 ans) dans 9 cas (Figure n°10).

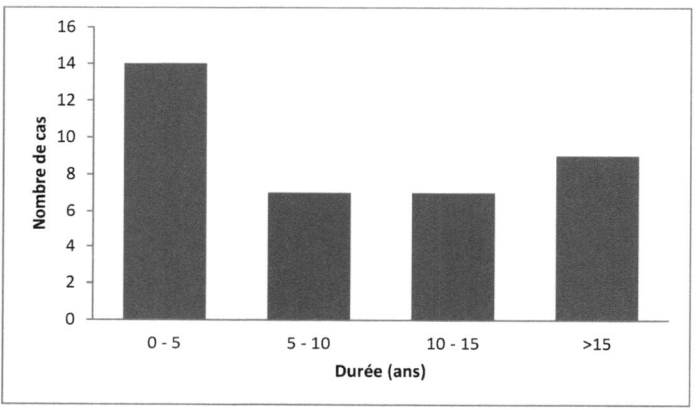

Figure n° 10 : Répartition des patients selon l'ancienneté de l'HTA

2.3.2. Sévérité de l'HTA

La TAS moyenne était de 156,9 ± 22,6 mmHg. La TAS minimale était de 110 mmHg et la maximale de 200 mmHg. Elle était supérieure ou égale à 180 mmHg dans 9 cas soit 23,6% (Figue n°11).

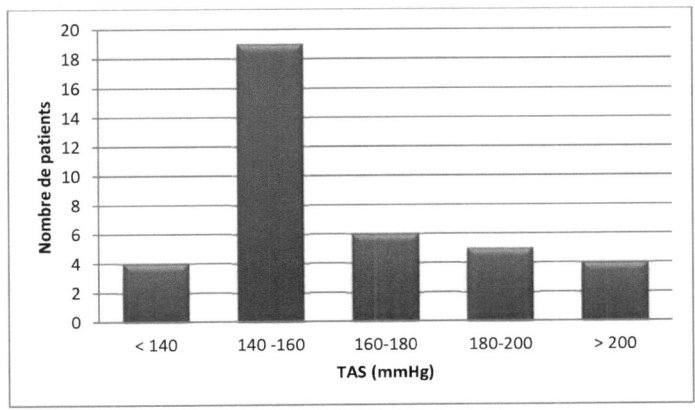

Figure n°11: Répartition des patients selon la TAS

La TAD moyenne était de 86,4 ± 12,9 mmHg.

La TAD minimale était de 60 mmHg et la maximale de 120 mmHg. Elle était supérieure ou égale à 110 mmHg dans 4 cas soit 10,5% (Figure n° 12).

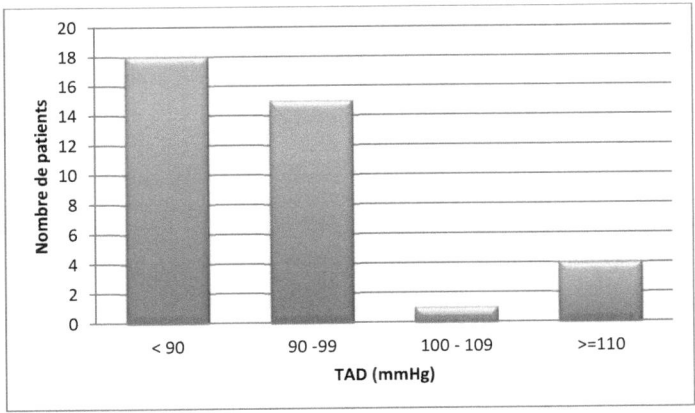

Figure n°12 : Répartition des patients selon la TAD

2.3.3. Retentissement de l'HTA :

2.3.3.1. Rétinopathie hypertensive:

La RH, recherchée dans 30 cas, était présente dans 5 cas (13,2%). Elle était de stade I dans la majorité des cas (80%) soit 4 cas et de stade II dans 20% des cas soit 1 seul patient.

2.3.3.2. Retentissement cardiovasculaire:

Le bilan cardiovasculaire avait montré une cardiomégalie objectivée par la radiographie du thorax dans un cas et des signes électriques d'HVG chez 3 patients.

L'échocardiographie avait objectivé une cardiopathie hypertensive à fonction systolique conservée dans 5 cas et une HVG de type concentrique dans 1 cas.

2.3.3.3. Retentissement rénal

Une microalbuminurie était constatée chez 5 patients, de primo-découverte dans tous ces cas. Une macroproteinurie était notée chez 8 patients. Elle était isolée chez 5 patients et associée à une insuffisance rénale dans 3 cas.

L'insuffisance rénale était constatée chez 10 patients dont 6 connus et suivis et 4 de primo-découverte. Chez ces 10 patients la créatininémie moyenne était de 158,5 µmol/l (extrêmes : 127,7 à 476,20) (Figure n°13).

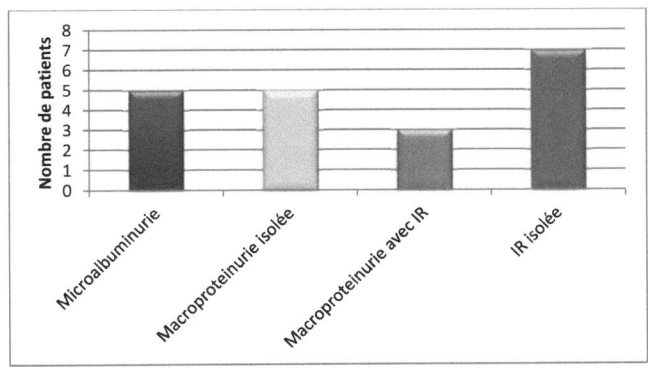

Figure n°13 : Prévalence de l'atteinte rénale au cours de l'HAP

2.3.4. Traitement de l'HTA

Sur le plan thérapeutique, 7 patients (18,4%) étaient sous monothérapie, 8 patients (21,1%) étaient sous bithérapie, 8 patients (21,1%) sous trithérapie, 8 patients sous quadrithérapie (21,1%), 3 patients (7,9%) sous pentathérapie et 3 patients (7,9%) sous héxathérapie.

Un seul patient (2,6%) ne recevait pas de traitement antihypertenseur (Figure n° 14)

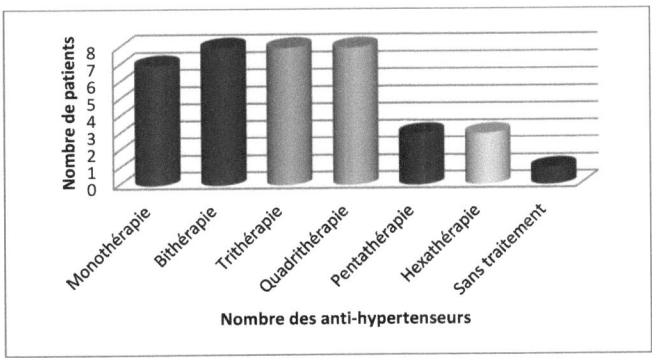

Figure n° 14 : Association thérapeutique des antihypertenseurs

Les classes thérapeutiques utilisées étaient dominées par les diurétiques prescrits dans 30 cas (78,94%) suivis par les IEC dans 22 cas (57,89%). Les IC étaient prescrits dans 18 cas (47,36%) suivis par les ARAII dans 17 cas (44,73%) et les antihypertenseurs centraux dans 14 cas (36,84%). Les BB étaient la classe d'antihypertenseur la moins prescrite, uniquement pour 11 patients (28,94%) (Figure n°15).

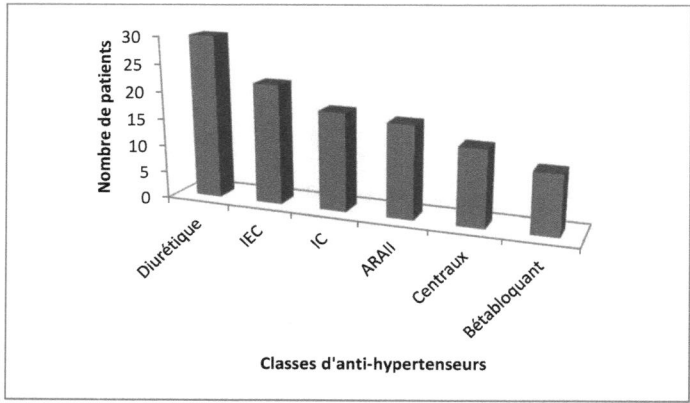

Figure n°15: Les traitements anti-hypertenseurs

2.4. Signes liés à l'hypokaliémie

Les signes cliniques les plus fréquemment retrouvés dans notre série étaient l'asthénie physique dans 17 cas (44,7%), les paresthésies dans 14 cas (36,8%), les crampes musculaires dans 7 cas (18,4%) ainsi qu'un SPUPD dans 6 cas (15,8%)

Nous avons recherché également les signes de Trousseau et Chvostek qui étaient présents dans 1 cas (2,63%) et 2 cas (5,26%) respectivement (Tableau IV).

Tableau IV: Signes cliniques d'hypokaliémie

Signes fonctionnels	Nombre de cas	%
Asthénie	17	(44,7%)
SPUPD	6	(15,8%)
Crise de tétanie	1	(2,6%)
Paresthésies	14	(36,8%)
Crampes musculaires	7	(18,4%)
Signe de Trousseau	1	(2,63%)
Signe de Chvostek	2	(5,26%)

Concernant les signes électriques de l'hypokaliémie, ils n'étaient présents que chez un seul patient et étaient de type aplatissement de l'onde T.

3. DONNEES PARACLINIQUES

3.1. Bilan d'orientation

3.1.1. Ionogramme sanguin et urinaire

3.1.1.1. Natrémie

Elle était normale chez tous les patients. La natrémie moyenne était de 140,80 ± 2,63 mmol/l (extrêmes de 136 à 145 mmol/l).

3.1.1.2. Kaliémie

La kaliémie moyenne était de 3,23 mmol/l ± 0,68. La kaliémie minimale était de 1,09 mmol/l et la maximale de 5 mmol/l.

La kaliémie était inférieure ou égale à 3,6 mmol/l dans 29 cas (76,3%) et inférieure ou égale à 3,9 mmol/l dans 35 cas (92,1%) (Figure n°16).

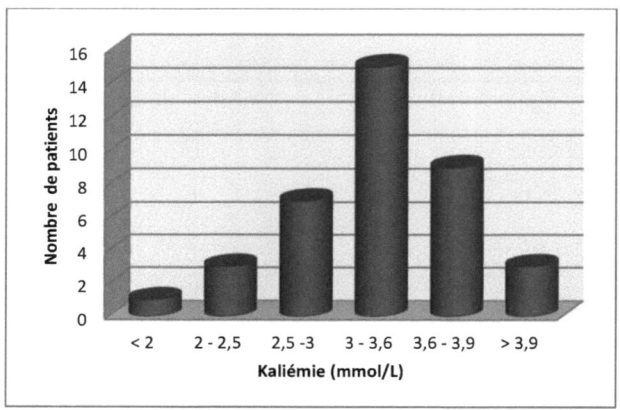

Figure n° 16: Répartition des patients selon la kaliémie initiale

3.1.1.3. Réserves alcalines

Ce dosage était pratiqué dans 19 cas et avait objectivé une alcalose dans 9 cas (47,36%).

3.1.1.4. Natriurèse

La natriurèse moyenne était de 106,50 ± 45,57 mmol/24h (extrêmes: 27,9 - 205).

3.1.1.5. Kaliurèse

La kaliurèse moyenne était de 58,92 ± 21,42 mmol/24h (extrêmes de 16,35 à 94). La kaliurèse était supérieure à 30 mmol/24h dans 33 cas (86,8%) (Figure n° 17).

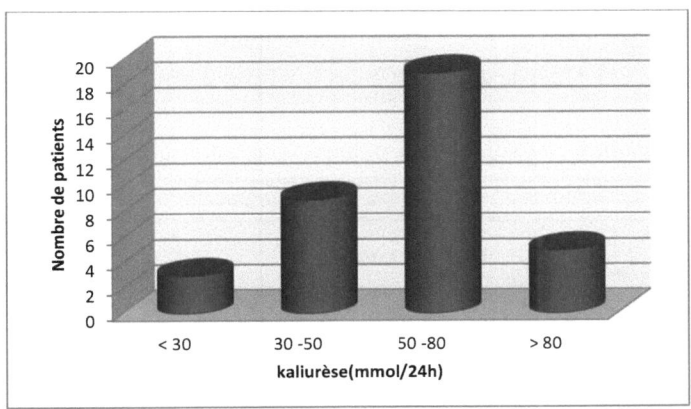

Figure n° 17: Répartition des patients selon le taux de la kaliurèse initiale

Trente patients (78,9%) avaient une hypokaliémie associée à une hyperkaliurèse.

3.1.2. Bilan métabolique :

3.1.2.1 Troubles de la tolérance glucidique:

Parmi nos 38 patients, 15 (39,4%) étaient déjà connus diabétiques. Concernant leur équilibre glycémique au moment de l'étude, la glycémie à jeun moyenne était de 7,57 mmol/l (extrêmes : 4,88 – 13) et l'HbA1C dosée dans 11 cas était en moyenne de 8% (5,4 -11%).

Pour les 23 patients restants, la glycémie à jeun moyenne était de 3,97 mmol/l (extrêmes : 3,1 – 5,9). La glycémie 2h post charge glucosée pratiquée pour 15 patients parmi les 23 patients non diabétiques était en moyenne de 10,48 mmol/l (extrêmes : 4,94 –19,5).

L'HGPO75 était normale dans 3 cas, a révélé une IHC dans 5 cas et un diabète dans 7 cas.

Ainsi, la prévalence des troubles de la tolérance glucidique était de 71,05% [15 diabétiques (39,47%) connus et suivis et 12 patients (31,57%)

avaient des troubles de la tolérance glucidique de primo découverte répartis en 7 cas (18,42%) de diabète et 5 cas (13,15%) d'IHC] (Tableau V).

Tableau V: Prévalence des troubles de la tolérance glucidique chez nos patients

Trouble de la tolérance glucidique	Diabète connu	Trouble de la tolérance glucidique de primo-découverte	
		Diabète de primo-découverte	IHC de primo-découverte
Nombre de patients	15	7	5
Total (%)	15 (39,4%)	12 (31,57%)	

3.1.2.2. Bilan lipidique:

* Dix patients (26,31%) étaient connus porteurs d'une dyslipidémie. La cholestérolémie moyenne et la triglycéridemie moyenne de ces patients étaient respectivement de 5,69 mmol/l (4,4-11,08) et de 2,25 mmol/l (1,18-4,62).

* Pour les patients non connus dyslipidémiques, la cholestérolémie moyenne était de 4,9 mmol /l avec des extrêmes allant de 3,13 mmol /l à 6,99 mmol/l. Une hypercholestérolémie isolée était présente dans 12 cas (42,85%).

La triglycéridèmie moyenne était de 1,49 mmol/l avec des extrêmes allant de 0,66 à 3,91 mmol /l. Une hypertriglycéridémie isolée était constatée dans 8 cas (28,57%).

Le HDLc moyen était de 1,07 mmol/l ± 0,43 (0,28 -2,81) chez les hommes et de 1,25 mmol/l ± 0,55 (0,6 -3,1) chez les femmes. Douze patients dont 8 hommes et 4 femmes avaient une hypoHDLémie. Cette baisse du HDLc était isolée dans 6 cas, associée à une hypertriglycéridémie dans 4 cas et à une hypercholestérolémie dans 2 cas.

Le LDLc calculé était en moyenne de 1,01 g/l (0,68-1,9) (Figure n°18).

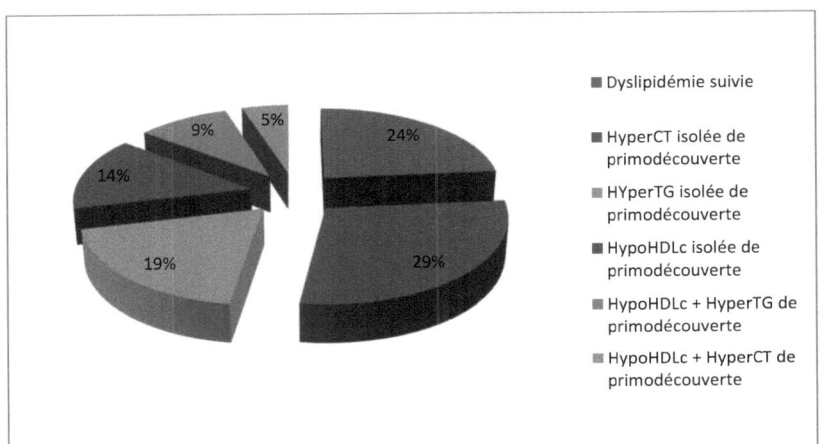

Figure n°18 : Prévalence des anomalies lipidiques chez nos patients

3.2. Bilan de confirmation de l'HAP :

3.2.1. Aldostérone plasmatique de base :

La moyenne du taux d'AP de base était de 237,69 pg/ml (extrêmes : 55,4 -1071). L'AP était supérieur à 150 pg/ml dans 24 cas (63,2%) et était normale chez 14 patients. Ces derniers avaient un taux moyen d'AP de 105,6 pg/ml (extrêmes : 55,4 -149) et une rénine freinée, inférieure à 5 ng/l.

3.2.2. Rénine active de base :

La RA moyenne était de 2,97 ng/l (extrêmes : 0,15 -10).

La RA de base était freinée, inférieure à 5 ng/l, dans 36 cas (94,7%) et normale pour les 2 patients restants en moyenne à 8,45ng/l. Ces derniers avaient des taux d'AP de base élevés en moyenne à 283,63 pg/ml.

3.2.3. Rapport aldostérone / rénine active plasmatique couchée

Dans notre série, le RAR était calculé chez tous les patients, il était supérieur à 23 dans tous les cas. Le RAR moyen était à 193,9 (extrêmes : 23 - 2492).

En conclusion, le bilan hormonal de base de nos patients avait montré (Tableau VI) :

- ❖ L'association d'un taux élevé d'AP avec une RA freinée dans 22 cas (57,9%).
- ❖ L'association d'une AP élevée avec une RA normale dans 2 cas (5,3 %).
- ❖ L'association d'une AP normale avec une RA basse et un RAR supérieur à 23 chez 14 patients (36,8%)

Tableau VI : Tableau récapitulatif des résultats de l'aldostérone et de la rénine

		Rénine (ng/l)		
		5-10	<5	Total
Aldostérone (pg/ml)	<150	0	14	14
	>150	2	22	24
Total		2	36	38

3.3. Bilan à visée étiologique :

3.3.1. Epreuves dynamiques

* Test au Captopril

Il était positif chez un patient, en faveur de l'hyperplasie, en montrant une diminution de l'AP à 35% alors qu'il était négatif dans les 2 cas restants.

3.3.2. Examens morphologiques

3.3.2.1. Echographie surrénalienne

Elle était normale dans 7 cas (63,63%). Ailleurs, elle avait montré un nodule surrénalien unilatéral dans 4 cas (36,36%) dont la taille moyenne était de 28,25 mm (extrêmes : 20-34).

3.3.2.2. TDM surrénalienne :

Elle avait révélé un nodule surrénalien unilatéral dans 20 cas (55,55%). Ce nodule était localisé du côté gauche dans 11 cas et du côté droit dans 9 cas. La taille moyenne des nodules était de 21,89 mm (7–50) et leur densité moyenne, calculée dans 11 cas, était de 2,15 UH avec une densité minimale de -17 UH et une maximale de 23,7 UH.

Par ailleurs, la TDM avait montré une HBS dans 2 cas (5,55%), une hyperplasie nodulaire bilatérale dans 9 cas (25%) et était normale dans 4 cas (11,11%).

Chez 1 patient (2,77%), la TDM surrénalienne avait objectivé une hyperplasie de la surrénale gauche sans individualisation de nodules (Figure n°19).

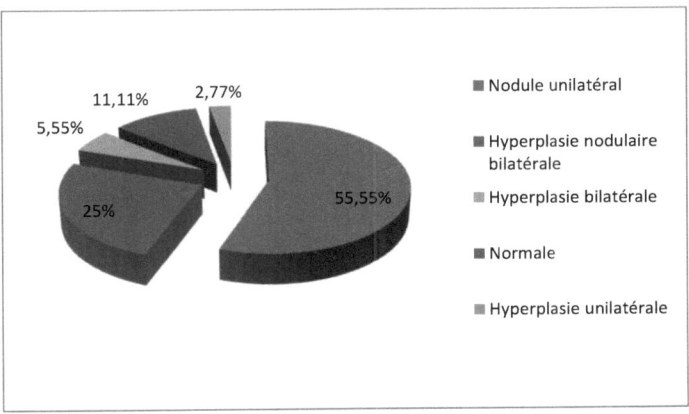

Figure n°19: Résultats de la TDM surrénalienne chez nos patients

3.3.2.3. Imagerie par résonance magnétique des surrénales

L'IRM surrénalienne était pratiquée pour 1 seul patient. Elle avait montré une tumeur surrénalienne gauche de 21 x 16 mm. Le résultat de l'IRM surrénalienne était concordant avec le résultat anatomopathologique définitif.

3.3.2.4. Scintigraphie surrénalienne à l'iodo-cholestérol

Une fixation bilatérale du radiotraceur était objectivée dans les 4 cas où elle était pratiquée. Le diagnostic était concordant avec les résultats de la TDM dans 3 cas alors que dans le dernier cas la TDM avait mis en évidence un nodule unilatéral droit de 5 mm.

3.3.2.5. Confrontation de l'échographie avec la TDM surrénalienne

Onze patients avaient bénéficié d'une échographie et d'une TDM surrénalienne. Les résultats de ces 2 explorations étaient concordants dans 6 caset différents dans les 5 cas restants (Tableau VII).

Tableau VII: Confrontation des données de l'échographie à celles de la TDM surrénalienne

		TDM			
		Nodule unilatéral	Lésion bilatérale	Hyperplasie unilatérale	Normale
Echographie	Lésion unilatérale	4 cas	0	-	0
	Normale	1 cas	4 cas	-	2 cas
	NF	15 cas	7 cas	1 cas	2 cas

NF : non faite

4. DIAGNOSTIC ETIOLOGIQUE

En préopératoire, le diagnostic étiologique de présomption orienté par la clinique, les explorations hormonales couplées aux données de l'imagerie avait étiqueté (Figure n°20) :

❖ 20 cas (52,6%) d'ACo

- ❖ 16 cas (42,1%) d'HBS
- ❖ 1 cas (2,6%) d'hyperplasie unilatérale des surrénales
- ❖ 1 patient (2,63%) était perdu de vue (PDV) avant la réalisation des examens radiologiques

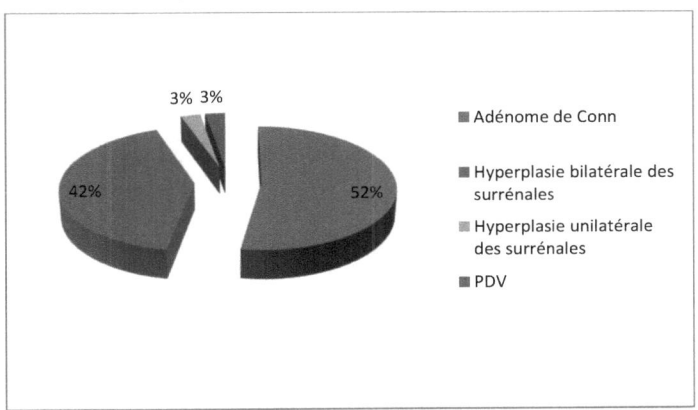

Figure n°20 : Etiologies de l'HAP chez nos patients (n= 38)

5. COMPARAISON ENTRE ADENOME DE CONN ET HYPERPLASIE BILATERALE

Pour essayer de déterminer les caractéristiques distinctives entre les 2 principales étiologies nous avons individualisé 2 groupes, le premier groupe G1 (n=20) ayant un HAP par ACo et le deuxième groupe G2 (n=16) ayant un HAP par HBS.

L'analyse statistique entre ces deux groupes n'a pas objectivé de différences significatives concernant les données épidémiologiques, cliniques et hormonales.

Les patients de G2 étaient plus âgés que ceux de G1. La prédominance masculine était nette mais non statistiquement significative dans G2 alors que dans G1 le sex-ratio était de 0,81.

L'IMC moyen était semblable entre les 2 groupes. Egalement on n'a pas trouvé de différence significative concernant le TT. Dans le G1 la TAS était plus élevée que dans le G2, mais la différence n'était pas statistiquement significative. Sur le plan biologique, La GAJ ainsi que la triglycéridémie étaient significativement plus élevées dans le G2 avec une p respectivement de **0,021** et **0,016**. La kaliémie moyenne était plus basse dans le G2 (3,14± 0,83 vs 3,27±0,58) alors que la kaliurèse était plus élevée dans le G1.

Concernant le profil hormonal, les taux d'AP et de RA ainsi que le RAR étaient plus élevés dans le G1 mais la différence n'a pas atteint la signification statistique pour tous ces paramètres (Tableau VIII).

Tableau VIII : Comparaison des données épidémiologiques, cliniques, biologiques et hormonales entre les 2 groupes

	Groupe 1 (n=20)	Groupe 2 (n=16)	p
Age moyen(ans)	53,55±15,47	60±9,16	0,150
Sex-ratio(H/F)	0,81(9/11)	3(12/4)	0,119
IMC (Kg/m^2)	29,48 ± 7,09	29,89 ± 4,70	0,845
TT (cm)	100,17± 15,19	103,85 ± 10,02	0,444
TAS (mmHg)	158±2,45	157,8±2,15	0,981
TAD (mmHg)	86,2 ± 1,49	86,8 ± 1,13	0,891
Créatinémie (µmol/l)	153,56 ± 169,58	129,37 ± 75,48	0,6
GAJ (mmol/l)	5,55 ± 1,66	7,15 ± 2,31	0,021
CT (mmol/l)	5,02 ± 0,86	5,25 ± 1,70	0,61
TG (mmol/l)	1,41 ± 0,45	2,08 ± 1,07	0,016
HDLc (mmol/l)	1,21 ± 0,51	1,30 ± 0,61	0,682
Réserve alcaline (mmol/l)	25,93 ± 3,97	27,30 ± 5,82	0,563
Natrémie (mmol/l)	140,40 ± 2,01	141,16 ± 3,37	0,409
Kaliémie moyenne (mmol/l)	3,27±0,58	3,14±0,83	0,598
Natriurèse (mmol/24h)	108,04 ± 48,09	99,89 ± 42,85	0,622
Kaliurèse moyenne (mmol/24h)	59,53±19,6	57,72±25,04	0,817
Aldostérone couchée (pg/ml)	293,44±229,4	186,2±130,2	0,105
Rénine couchée (ng/l)	3,23±2,22	2,69±1,16	0,383
RAR	298,39 ± 626,99	83,03 ± 78,46	0,182

6. SYNDROME METABOLIQUE AU COURS DE L'HAP

Dans notre série, 27 patients (71%) dont 14 femmes (51,9%) et 13 hommes (48,1%) avaient un SM (Figure n°21)

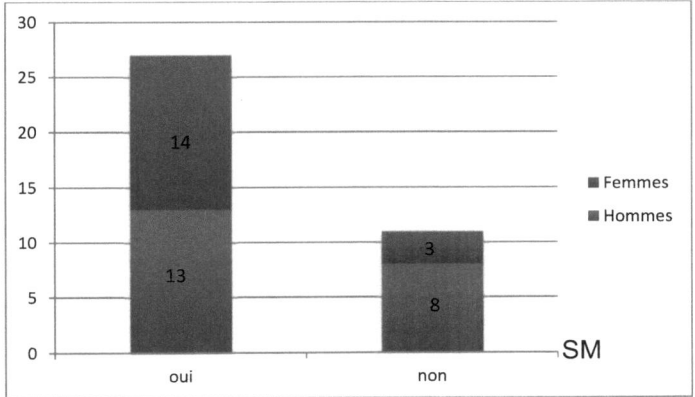

Figure n° 21: Répartition des patients ayant ou non un SM selon le sexe

L'âge moyen de ces patients était de 55,66 ans (29 -79) semblable à celui des patients sans SM (p=0,735). Le poids, le TT et l'IMC étaient significativement plus élevés. La TAS et la TAD étaient plus élevées chez les patients n'ayant pas un SM mais la différence n'était pas significative.

Sur le plan biologique, les triglycérides étaient significativement plus élevés chez les patients ayant un SM avec une p de 0,004. Par ailleurs, on n'a pas trouvé de différence significative concernant la GAJ, CT, HDLc et la réserve alcaline.

L'aldostéronémie était moins élevée 204,25 vs 319,79 pg/ml (p=0,098), la rénine était moins freinée 3,34 vs 2,08 pg/ml (**p=0,047**) et le RAR était significativement moins élevé chez les patients ayant un SM. Pour l'étiologie de l'HAP des patients ayant un SM l'HBS était la cause la plus fréquente retrouvée dans 13 cas (48,1%) suivie par l'ACo retrouvé dans 12 cas

(44,4%). Un patient (3,7%) avait une hyperplasie unilatérale des surrénales et le dernier était PDV (Tableau IX).

Tableau IX: Comparaison entre les patients ayant ou non un SM

	SM= non	SM=oui	p
Age (ans)	57,27± 17,08	55,66 ±11,27	0,735
Poids (kg)	69,22 ±11,77	83,77± 16,90	**0,013**
IMC (kg/m^2)	25,35 ± 2,95	31,85 ± 6,15	**0,002**
TT (cm)	93 ± 5,09	105 ± 13,57	**0,028**
TAS (cmHg)	16,18 ± 2,68	15,50 ± 2,09	0,408
TAD (cmHg)	8,72 ± 1,61	8,61± 1,17	0,806
GAJ(mmol/l)	5,37± 1,50	6,56 ±2,18	0,108
CT (mmol/l)	4,80 ± 0,51	5,23 ± 1,48	0,350
TG (mmol/l)	1,10 ± 0,30	1,93 ± 0,86	**0,004**
HDLc (mmol/)	1,23 ± 0,34	1,26 ± 0,61	0,909
Réserve alcaline (mmol/l)	27 ± 5,96	25,92 ± 3,80	0,637
Aldostérone (pg/ml)	319,79 ± 292,66	204,25 ± 130,26	0,098
Rénine (ng/l)	2,08 ± 1,08	3,34 ± 1,89	**0,047**
RAR	467,98 ± 816,34	82,24 ± 87,58	**0,018**

7. DONNEES THERAPEUTIQUES

Le choix thérapeutique était conditionné par l'étiologie retenue (Figure n°22).

7.1. Traitement de l'HAP

7.1.1. Traitement chirurgical

Le traitement chirurgical avait intéressé tous les patients chez lesquels le diagnostic d'Aco était retenu sauf un qui a refusé la chirurgie et un autre qui était PDV après le diagnostic.

7.1.1.1. Préparation préopératoire :

En préopératoire, 10 de nos malades avaient bénéficié d'une supplémentation potassique soit par voie orale dans 9 cas ou par voie intraveineuse dans 1 cas. Ce traitement avait permis la correction de l'hypokaliémie dans tous les cas.

D'autre part, le recours à la spironolactone s'est avéré nécessaire chez 11 patients afin d'équilibrer leurs TA. Cette molécule était prescrite à une dose moyenne de 93,18 mg/j (extrêmes: 25 – 150) et elle avait permis la normalisation des chiffres tensionnels dans tous les cas.

7.1.1.2. Geste chirurgical :

Cette chirurgie avait consisté en une surrénalectomie unilatérale par une voie lombaire postérieure dans tous les cas.

7.1.2. Traitement médical :

Le traitement antihypertenseur par les antialdostéronesétait utilisé chez 17 patients présentant un HAP réparti comme suit : 15 cas d'HBS, 1 cas d'ACo qui avait refusé la chirurgie et le patient ayant une hyperplasie unilatérale des surrénales.

A noter que le patient restant ayant une HBS n'était pas mis sous spironolactone à cause de son insuffisance rénale stade terminale.

Chez ces patients la spironolactone était prescrite à une dose moyenne de 176,47 mg/j (extrêmes: 75 - 400).

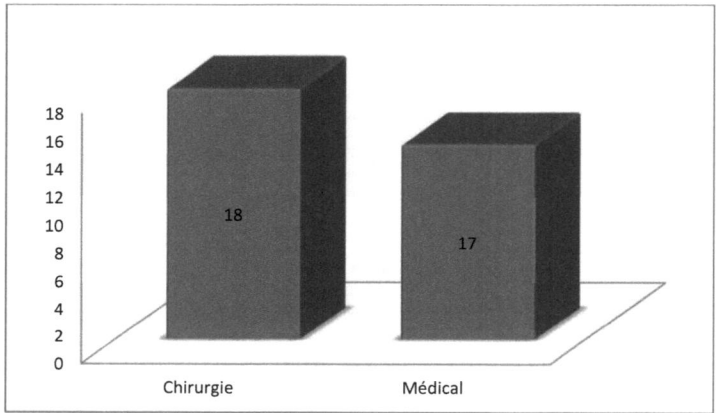

Figure n°22: Modalités thérapeutiques chez nos patients

7.2. Traitement des comorbidités associées

7.2.1. Traitement des troubles de la tolérance glucidique

* Pour les patients connus diabétiques, les règles hygiéno-diététique étaient indiquées chez tous les patients. Elles étaient le seul traitement chez un patient (6,7%). Les antidiabétiques oraux étaient prescrits dans 7 cas (46,7%). L'insulinothérapie seule était indiquée dans 5 cas (33,3%) et elle était associée aux biguanides dans 2 cas (13,3%) (Figure n°23).

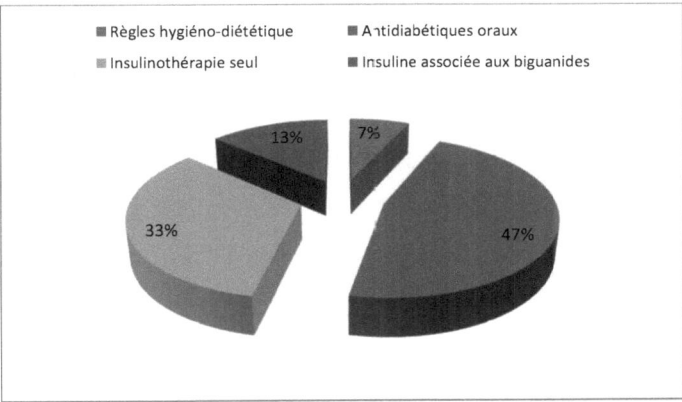

Figure n°23: Répartition des patients connus diabétiques selon le protocole thérapeutique

* Pour les patients restants ayant des troubles de la tolérance glucidique de primo- découverte, ils étaient tous traités par les règles hygiéno-diététique.

7.2.2. Traitement de la dyslipidémie

Les 10 patients qui avaient une dyslipidémie ancienne étaient traités dans 8 cas (80%) par une statine, dans 1 cas (10%) par un fibrate et dans 1 cas (10%) par régime.

8. RESULTATS THERAPEUTIQUES

8.1. En cas d'adénome de Connopéré (n = 18):

8.1.1. A court et moyen terme (1-6 mois) :

La chirurgie surrénalienne était sans incidents dans tous les cas.

La spironolactone était arrêtée en post opératoire immédiat chez tous nos patients.

8.1.1.1. HTA

Chez les patients opérés pour ACo (n = 18), la TA avait évolué comme suit (Figure n°24) :
- ❖ La guérison était constatée dans 1 cas (5,55%).
- ❖ L'amélioration tensionnelle était observée dans 13 cas (72,22%). Le traitement antihypertenseur était allégé dans 11 cas avec réduction du nombre moyen des médicaments de 3,9 en préopératoire à 2,09 en postopératoire (Tableau X).
- ❖ Concernant les patients restants, ils étaient PDV après traitement chirurgical.

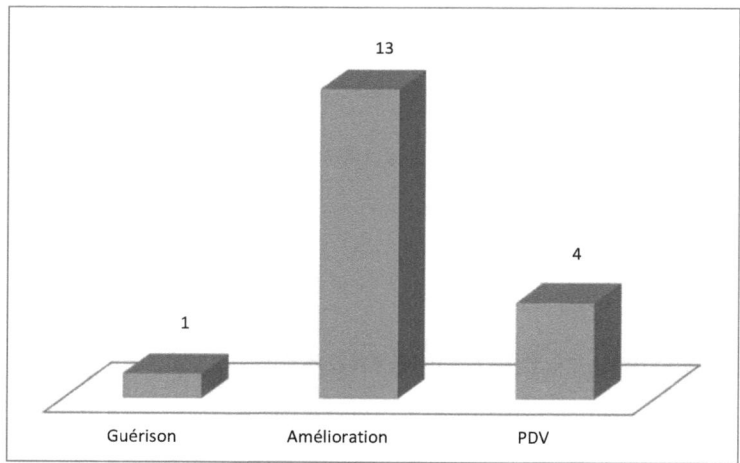

Figure n°24 : Evolution de l'HTA chez les malades (18 cas) opérés pour Aco

TableauX : Variation du nombre des médicaments antihypertenseurs pour les malades opérés qui ont amélioré leurs chiffres tensionnels (n=13)

Patients	Nombre de médicaments antihypertenseurs en pré opératoire	Nombre de médicaments antihypertenseurs en post opératoire
N°1	3	2
N°2	6	4
N°3	4	1
N°4	3	1
N°5	5	3
N°6	5	1
N°7	3	2
N°8	2	1
N°9	2	1
N°10	4	3
N°11	6	4

8.1.1.2. Kaliémie :

Concernant la kaliémie, cette dernière était normalisée dans tous les cas sans recours à une supplémentation potassique. La kaliémie moyenne était de 4,45 mmol/l (extrêmes: 4 – 5,1)

8.1.2. A long terme :

Durant un suivi moyen de 5,3 ans (extrêmes: 1,5 - 7), nous n'avons observé aucun cas d'aggravation de l'HTA ou de récidive de l'hypokaliémie.

8.2. En cas de traitement médical (n=17):

Le suivi moyen des patients traités médicalement était de 4,98 ans (extrêmes: 1,25 – 10 ans)

Les 15 patients présentant une HBS avaient amélioré leur TA sous antialdostérone mais en association avec d'autres antihypertenseurs. Par contre chez le patient ayant une hyperplasie unilatérale des surrénales, l'introduction de l'Aldactone® a permis d'améliorer les chiffres tensionnels et d'arrêter les autres antihypertenseurs (bithérapie). Enfin, chez le patient ayant un Aco les chiffres tensionnels persistaient élevés malgré l'adjonction de la spironolactone.

La kaliémie était normalisée dans tous les cas sous spironolactone sans recours au KCl sauf dans le cas de l'ACo non opéré.

DISCUSSION

1. DONNEES EPIDEMIOLOGIQUES

1.1. Fréquence

La prévalence de l'HAP, était longtemps estimée à moins de 1% chez les patients hypertendus quand l'hypokaliémie correspondait à un critère prérequis pour ce diagnostic [4,44, 45, 46]. Actuellement, l'HAP est considéré comme la cause la plus fréquente d'HTA secondaire [3, 4]. Ceci pourrait être expliqué par le faite que l'HAP est maintenant recherché même en cas d'HTA difficilement contrôlable par les traitements chez les patients ayant une kaliémie à peine inférieure à la normale, voire normale. Ainsi, la fréquence de l'HAP oscille actuellement entre 5 à 33,9% de la population hypertendue selon des études récentes (Tableau XI) [4, 47, 48, 49]. Cette variabilité de fréquence serait en rapport avec les différences des critères de diagnostic positif de l'HAP adoptés et de la sélection des patients inclus.

La prévalence peut atteindre 15 voire 20 %, chez les DT2, les patients atteint de syndrome d'apnée de sommeil et en cas d'HTA réfractaire [4, 50, 40].

Par ailleurs, cette prévalence semble être corrélée avec le degré de sévérité de l'HTA. Ainsi selon C. Olivier, elle est de 2% dans l'HTA grade 1, de 8% dans l'HTA grade 2 et de 13 % dans l'HTA grade 3 [2]. Ces mêmes constations sont retrouvées dans une autre étude bulgarienne où la prévalence de l'HAP est de 5,7% chez les patients ayant une HTA grade 1, de 8,3 dans l'HTA grade 2 et de 18,6% dans l'HTA grade 3[51].

Tableau XI : Différentes études épidémiologiques de l'HAP rapportées dans la littérature [4].

Auteurs et année	Nombre de patients	Type de l'étude	Critères de diagnostic de l'HAP	Tests de confirmation de l'HAP	Prévalence de l'HAP
Conn, 1967 [52]	-	Hypothétique	-	-	10%
Fishman et al. 1969 [45]	90 HE	Prospective	Augmentation de l'aldostérone ou ARP freinée	Non	<1%
Gordon et al. 1990 [53]	52 HE	Prospective	RAR	Oui	12%
Gordon et al. 1994 [54]	199 HE	Prospective	RAR	Oui	8,5-12%
Fardella et al. 2000 [55]	305 HE 205 NH	Prospective	RAR>25	Oui	9,5%
Newton-Cheh et al. 2008 [56]	3326 HE	Rétrospective	Aldo/Rénine plasmatique> 26 (ng/l/mU/l)	Non	7,9 -31,1%
Olivieri et al. 2004 [57]	412 HE	prospective	RAR>32	Non	32,4%
Rossi et al. 2006 [58]	1125 HE	prospective	RAR>25	Oui	11,2%
Williams et al. 2006[59]	347 HE	prospective	RAR>25	Oui	3,4%
Calhoun et al. 2002[60]	88 HE	prospective	ARP<1ng/ml/h Aldostéronurie > 12 pg/24h	Oui	20%
Gallay2001[61]	90 HE	prospective	RAR>100	Oui	19%
Strauch et al. 2003 [48]	402 HE	prospective	RAR>100	Oui	19%
Di Murro et al. 2010 [49]	325 HE	prospective	RAR>40	Oui	33,9%
Mukherjee et al. 2010 [50]	100 HE	prospective	RAR>550 (aldo= pmol/l)	Oui	13%
Unpierrez et al. 2007 [40]	100 HE	prospective	RAR>30	Oui	14%

HE : HTA essentielle ; **NH** : patients normotensifs

1.2. Sexe

L'HAP touche aussi fréquemment les 2 sexes sans prédilection, avec un sex-ratio qui varie de 0,75 à 1,34 [62]. Dans notre série, il était de 0,8.

L'HAP secondaire à l'ACo est plus fréquent chez les femmes, avec un sex-ratio F/H de 2/1. Alors que l'HBS prédomine chez les hommes avec un sex-ratio H/F estimé à 4/1 [42,63]. Ceci concorde avec nos résultats où le sex-ratio (H/F) était de 0,81 en cas d'ACo et de 3 en cas d'HBS [21]. Dans la série de Rmadi [64], 92% des femmes ont un ACo et 80% des hommes ont une hyperplasie surrénalienne. Alors que dans l'étude de Jabeur [65], le sex-ratio H/F est de 1 dans le groupe d'ACo et de 2 dans le groupe HBS.

1.3. Age

L'âge de survenue de l'HAP se situe entre 30 et 60 ans, en moyenne de 50 ans [17]. Ce qui concorde avec la moyenne d'âge de nos patients qui était de 56,13 ± 12,98 ans.

Typiquement, l'âge de survenue de l'ACo est de 30-50 ans, alors que celui de l'HBS est variable avec cependant un pic de fréquence à la sixième décade de vie [66]. Dans notre série, l'âge des patients ayant un Aco et une HBS était de 53,55 et 60 ans respectivement. Nos résultats sont concordants avec ceux de la série de Rmadi [64] ou l'âge moyen des patients est de 54,29 ansen cas d'ACo et de 64,8 ans en cas d'HBS. Alors que dans la série de Jabeur [65], les patients ayant un HBS sont plus jeunes que ceux ayant un HAP secondaire à un Aco (49,8 ans vs 51,1 ans).

Plus rarement, l'HAP peut être observé chez les enfants et les adultes jeunes. Dans la littérature, 30 cas d'HAP survenant à l'enfance sont décrits jusqu'à présent [67]. Dans notre série, nous avons recensé un cas d'HAP chez un jeune adulte de 29 ans. Le tableau XII illustre l'âge moyen des patients présentant un HAP selon les séries.

Tableau XII : Age moyen des patients présentant un HAP selon les séries

Auteurs	Nombre de patients	Age moyen (ans)	Années d'étude	Pays d'étude
Fogari [68]	10	48	2002	Italie
Yahyaoui [69]	18	43	2003	Tunisie
Catena [70]	56	52	2004	Italie
Fazaa [71]	9	47,32	2004	Tunisie
Bettaibi [72]	13	38,07	2008	Tunisie
Rmadi [64]	25	54	2009	Tunisie
Jabeur [65]	25	51	2009	Tunisie
Notre étude	38	56,13	2011	Tunisie

2. PRESENTATION CLINIQUE

2.1. *Hypertension artérielle*

* Prévalence de l'HTA au cours de l'HAP

L'HTA au cours de l'HAP est quasi toujours présente. Depuis le premier cas d'HAP normotensif décrit par Brooks et al en 1972, 27 cas d'HAP sans HTA sont rapportés dans la littérature [62, 73]. Dans notre série, ainsi que dans toutes les autres séries tunisiennes [64, 65, 69, 72], tous les patients inclus sont hypertendus.

* Caractéristiques de l'HTA au cours de l'HAP

L'HTA n'a pas de caractères sémiologiques particuliers. Elle est de degré variable. Classiquement, elle est systolo-diastolique, modérée avec retentissement possible mais modeste sur le cœur, la rétine et la fonction rénale [2, 17, 39, 70, 74, 75, 76]. Cependant, cette HTA peut être sévère volontiers résistante aux traitements anti-hypertenseurs en dehors des médications à activité anti-aldostérone [2, 3, 77, 78]. De rares cas d'HTA maligne au cours de l'HAP sont décrits [39]. Dans notre série, l'HTA était le plus souvent modérée (grade 1 ou 2), conformément à la littérature.

2.2. Signes cliniques d'hypokaliémie

La plupart des patients hypokaliémiques ne se plaignent d'aucun symptôme [2]. Dans certains cas, l'hypokaliémie peut être à l'origine d'un SPUPD et de signes de déficit neuro-musculaire. Ceux-ci peuvent être à type d'asthénie, parésie ou paresthésie, voir des accès paralytiques et des troubles visuels [2,78].

Dans notre étude, l'asthénie était le signe clinique le plus fréquemment retrouvé (44,7%) alors que le SPUPD était le moins observé (15,8%). Il est en de même dans la série de Jabeur [65], où l'asthénie était plus fréquente que le SPUPD (16% et 12% respectivement). Dans la série de Conn [79] incluant 145 cas d'ACo, l'asthénie était retrouvée chez 73% des patients. Dans la littérature, un cas de tétraparésie réversible avec rhabdomyolyse révélatrice d'un ACo est décrit en 1997 [80].

Des altérations électrocardiographiques à type d'aplatissement du segment ST, inversion de l'onde T et apparition d'une onde U sont possibles et peuvent se voir dans 80% des cas selon Conn [81]. Dans notre série, nous n'avons pas constaté d'anomalies électriques en rapport avec l'hypokaliémie. Nos résultats concordent avec ceux de la série de Jabeur [65].

3. SIGNES BIOLOGIQUES

3.1. Bilan sanguin

3.1.1. Hypokaliémie

L'hypokaliémie ne peut pas être utilisée comme le seul critère de dépistage de l'HAP. En effet, plus de la moitié des patients atteints d'HAP sont normokaliémiques [62,73]. C'est ainsi que l'hypokaliémie est observée chez 9 à 37% des cas [5, 41, 82, 83, 84]. Dans notre série, cette prévalence était beaucoup plus élevée (76,3%) rejoignant celle de la série de Rmadi [64] (76%) et de Jabeur [65] (96%). Ces divergences de résultats pourraient s'expliquer d'une part par le faite que l'hypokaliémie est un critère de sélection principal et d'autre part, l'effectif étudié est insuffisant pour valider une petite différence.

Des études récentes ont montré que l'hypokaliémie n'est retrouvée que dans les formes les plus sévères d'HAP [41,78]. C'est ainsi que les patients ayant uneHBS ont le plus souvent un profil biologique d'une normokaliémie et ceci contrairement à ceux porteurs d'un Aco [58, 41, 85]. Dans notre série, la kaliémie moyenne était plus basse dans le groupe HBS. Cette dernière était de 3,14 mmol/l vs 3,27 mmol/l dans l'ACo, mais la différence n'était pas significative. L'hypokaliémie peut être masquée par un régime sans sel ou être révélée par un traitement diurétique [8,74]. Il est donc préférable de vérifier la kaliémie en régime normo-sodée et après arrêt d'un éventuel médicament hypokaliémiant.

3.1.2. Alcalose métabolique

L'alcalose est corrélée au degré de la déplétion potassique [8]. Elle se traduit par une augmentation des taux plasmatiques des bicarbonates (> 29 mmol/l).

Ce taux était dosé chez 19 de nos patients. Nous avons trouvé 9 cas d'alcalose métabolique. Nos résultats sont semblables à ceux de la série de Jabeur [65] (8 cas d'alcalose métabolique parmi les 20 cas qui ont bénéficié du dosage).

3.1.3. Troubles des hydrates de carbone :

Au cours de l'HAP, l'hypokaliémie chronique diminue la libération d'insuline par le pancréas. Elle induit ainsi une insulinopénie relevée chez 25 à 50% des patients par dysfonctionnement de la cellule ß pancréatique. Elle entraine également une résistance aux effets périphériques de cette hormone. De ce fait, elle peut occasionner une intolérance au glucose et peut être cause de diabète vrai [86,87]. Néanmoins, la présence d'une intolérance au glucose dans les formes normokaliémiques d'HAP a conduit à chercher une action directe de l'aldostérone sur les récepteurs d'insuline [88, 89]. Egalement, une diminution de l'activité des cellules ß sous l'action de l'aldostérone est évoquée quoique non encore bien élucidé [88-91].

Dans la littérature, la prévalence des anomalies de la tolérance glucidique et/ou du diabète au cours de l'HAP varie de 10 à 50% [88]. Dans notre étude les troubles de la tolérance glucidique étaient révélés dans 71,05% des cas (22 cas de diabète et 5 cas d'IHC).

3.1.4. Calcémie

Rossi et al. [92] ont trouvé que le taux plasmatique du calcium total et ionisé au cours de l'HAP est à la limite inférieure de la normale et le taux des hormones parathyroïdiennes se trouve élevé.

En effet, l'alcalose métabolique induite par l'HAP augmente la liaison du calcium à l'albumine, ce qui pourrait expliquer la baisse du calcium ionisé et l'augmentation secondaire de la PTH [92].

Dans notre série, ce paramètre n'a pas été étudié.

3.2. Bilan urinaire

L'excès d'aldostérone est responsable d'une sécrétion tubulaire accrue de potassium, inadaptée à l'hypokaliémie ce qui va majorer la kaliurèse (> 30 mmol/24h). Dans notre série, l'hyperkaliurèse était rélevée dans 86,8%, elle était équivalente à celle retrouvée dans la série de Rmadi [64] (92%) et de Jabeur [65] (100%).

4. DIAGNOSTIC DE L'HAP

4.1. Diagnostic positif

Il comprend plusieurs étapes qui vont du dépistage à la mise en évidence de la cause de l'HAP.

4.1.1. Dépistage de l'HAP

4.1.1.1. Indications du dépistage

L'HAP est actuellement dépisté chez les patients hypertendus présentant [30, 41, 78, 93] :

- ❖ Une HTA sévère (grade 2 : PAS > 160-179 mmHg, PAD > 100-109 mmHg, ou grade 3 : PAS > 180 mmHg, PAD > 110mmHg).
- ❖ Une HTA résistante aux différents traitements antihypertenseurs.
- ❖ Une HTA associée à une hypokaliémie (K+ < 3,6 mmol/l ou < 3,9 mmol/l si traitement par bloqueur du SRAA).
- ❖ Un incidentalome surrénalien avec HTA et ou hypokaliémie.
- ❖ HTA avec antécédent familial d'AVC ou d'HTA précoce (moins de 40 ans).
- ❖ Un contexte familial avec un diagnostic d'HAP chez un apparenté du 1er degré.

Discussion

4.1.1.2. Moyens de dépistage

L'utilisation du RAA est recommandée en première intention pour dépister les patients atteints d'HAP [1,2, 4, 30, 39, 41, 42, 78, 93]. Ce rapport présente une meilleure sensibilité et une meilleure spécificité que les dosages isolés de la kaliémie et de l'aldostérone (dosages moins sensibles) ou encore de la rénine (dosage moins spécifique) [78, 93].

Pour ce faire, les dosages de l'aldostérone et de la rénine doivent être effectués dans des conditions rigoureuses [41] :

- ❖ En régime normosodée (6 à 9 g de NaCl/j), objectivé par une natriurèse comprise entre 100 et 200 mmol/24 h.
- ❖ En l'absence d'hypoakaliémie sévère : minimum ≥ 3 mmol/l.
- ❖ Dans la matinée entre 8 h et 10 h (possible jusqu'à midi), après une période de déambulation de 2 heures suivie de la position assise pendant 5 à 15 minutes.
- ❖ Après arrêt d'un traitement antihypertenseur pouvant interférer avec le SRAA (Tableau XIII). En effet, selon les nouvelles recommandations, la spironolactone doit être interrompue 4 semaines avant les dosages. Les IEC, les ARAII, les diurétiques thiazidiques, les antihypertenseurs centraux et les BB doivent être arrêtés 2 semaines avant le bilan.
- ❖ Lorsqu'un traitement antihypertenseur doit être prescrit en raison de la sévérité de l'HTA, seuls les alpha-bloquants et les IC non dihydropyridine peuventêtre utilisés car ils n'interfèrent pas avec le SRAA.

*Dosage plasmatique de l'aldostérone

La technique de dosage la plus utilisée est la technique radio-immunologique. La mesure de l'aldostérone doit être interprétée en tenant compte de la sécrétion fluctuante de ce stéroïde qui induit une grande variabilité physiologique. Il est ainsi prudent de faire au moins deux mesures pour une bonne estimation de l'aldostéronémie, d'autant plus que le taux est variable pour un même patient d'un dosage à un autre [8, 93]. Par ailleurs, un taux plasmatique normal ne peut pas éliminer le diagnostic et un taux élevé doit être confronté aux résultats d'autres tests [64, 69]. Dans notre étude l'aldostéronémie moyenne était de 237,69 pg/ml. Le taux était élevé dans 24 cas (63,2%) et normal dans 14 cas (36,8%). Dans la série de Jabeur [65], le taux d'aldostérone était normal dans 8 cas (32%) et élevé dans 17 cas (68%).

*Dosage de la rénine

Deux types de dosages pour la rénine sont disponibles :

- ❖ Le dosage de l'ARP est réalisé à l'aide de techniques radio-immunologiques. Il consiste à mesurer in vitro la quantité d'angiotensine I libérée en une heure par l'action de la rénine sur l'angiotensinogène. Le résultat est exprimé en ng d'angiotensine I par ml par heure [8, 94,95].

    Selon l'équipe de l'hôpital Européen Georges Pampidou, l'ARP est considérée freinée lorsqu'elle est < à 0,3 ng/ml/h. Ce dosage n'a pas été réalisé dans notre série ni dans la série de Jabeur [65].

- ❖ Le dosage directe de la RA par technique immuno-radiométrique (IRMA) est apparu en 1985. Il donne un meilleur reflet de sa synthèse rénale.

➔ Activité rénine plasmatique vs rénine active

L'inconvénient majeur de l'ARP est qu'elle tient compte des variations du taux de l'angiotensinogène. En effet, son taux semble être sous-estimé en cas de cirrhose hépatique et en cas d'insuffisance cardiaque sévère, alors qu'il est sur-estimé chez les femmes sous traitement ostrogénique. De même, une baisse de l'ARP a été décrite chez les diabétique de type 1, ce qui n'est pas le cas pour la RA. La diminution des taux d'angiotensinogène chez les patients diabétiques pourrait expliquer cette sous-estimation de l'ARP [96,97].

Cependant, la mesure seule de l'ARP ou de RA, bien que sensible, n'est pas très spécifique [42].

Dans notre série, tous nos patients ont bénéficié du dosage de la RA. Elle était normale dans 2 cas (5,3%) et freinée dans 36 cas (94,7).

* Rapport aldostérone /Rénine (RAR)

Le RAR reflète la dissociation entre une rénine basse et une aldostérone élevée. Il a l'avantage d'être relativement stable à la différence des valeurs d'aldostérone et de rénine plasmatiques qui sont variables d'un jour à l'autre [98, 99]. L'utilisation de ce rapport est validée initialement en 1981 par Hiramatsuet coll [100]. L'équipe de Seiler a montré qu'en utilisant le seul RAR, 94 % des HAP sont identifiés mais avec un taux de faux positif de 30 %. Alors qu'en utilisant ce rapport associé à un taux d'aldostérone supérieur à 150 ng/l, 84 % des HAP sont identifiés avec un taux de faux positif réduit à 3 % [101].

Actuellement, ce rapport est largement utilisé comme test de choix dans le dépistage de l'HAP [1, 2, 4, 30, 39, 41, 42, 78, 93]. Néanmoins, la valeur seuil n'est pas encore clairement définie. Cette valeur est variable selon les études, le type de dosage et lesunités utilisées [41, 94,102] (Tableau XIII).

En 1995, l'équipe du Professeur Plouin [103] a démontré qu'un rapport aldostérone (ng/l) sur rénine active (ng/l) supérieur à 23 en position couchée permet d'orienter le diagnostic d'HAP avec une sensibilité de 70% et une spécificité de 96%.

Dans l'école américaine, le dépistage de l'HAP est basé sur un rapport aldostérone (ng/dl)/ARP (ng/ml/h) entre 20 et 40.

Si l'aldostérone est estimée en pmol/l et la rénine plasmatique en mUI/l, le RAR est pathologique s'il dépasse 64 (seuil proposé au laboratoire de l'hôpital européen Georges Pompidou).

Tableau XIII : Rapport aldostérone/rénine plasmatique exprimé selon les unités conventionnelles et internationales [104].

	Activité rénine plasmatique (ng/ml/h)	Activité rénine plasmatique (pmol/l/min)	Concentration rénine plasmatique (mU/l)	Concentration rénine plasmatique (ng/l)
Concentration aldostérone plasmatique (ng/dl)	20 30 40	1,6 2,5 3,1	2,4 3,7 4,9	3,8 5,7 7,7
Concentration aldostérone plasmatique (pmol/l)	750 1000	60 80	91 122	144 192

En rouge, les valeurs les plus communément utilisées.

* Les avantages de ce ratio :

Ce rapport est peu modifié par la position du patient, la kaliémie ou la teneur du régime en sel, car ces facteurs influencent l'aldostérone et la rénine dans le même sens [39]. Il est aussi très sensible et permet l'identification des patients dont le diagnostic restait auparavant méconnu par l'absence d'hypokaliémie ou d'hyperaldostéronémie franche [8, 39]. Ce rapport trouve son intérêt dans les HAP avec AP normale et RA freinée. Il est aussi utile dans les HAP avec ARP paradoxalement élevée pour les différencier des hyperaldostéronismes secondaires [105]. Ainsi, dans ces formes, malgré une aldostéronémie normale et/ou une rénine plasmatique normale ou augmentée, un RAR anormalement élevé permet d'évoquer le diagnostic d'HAP mais ne le confirme pas [17,20].

*Inconvénients du RAR – Facteurs influençant :

La sécrétion d'aldostérone est fluctuante. Ainsi, le rapport peut varier dans le temps [39].

De plus, d'autres facteurs endogènes (âge, sexe, race…) et exogènes (médicaments) peuvent fausser ce rapport (Tableau XIV).

Tableau XIV : Facteurs pouvant modifier le rapport aldostérone/rénine plasmatique [104].

Facteurs	Aldostérone plasmatique	Rénine plasmatique	Aldostérone/ rénine plasmatique	Faux positifs (FP) ou faux négatifs (FN)
Médicaments				
Bêtabloquants	↓	↓↓	↑	FP
Alpha-2 agoniste central	↓	↓↓	↑	FP
AINS	↓	↓↓	↑	FP
Diurétiques non épargneurs de potassium	→↓	↑↑	↓	FN
Diurétiques épargneurs de potassium	↑	↑↑	↓	FN
IEC	↓	↑↑	↓	FN
ARA II	↓	↑↑	↓	FN
Inhibiteur calcique de type dihydro-pyridine	→↓	↑	↓	FN
Inhibiteurs de la rénine	↓	↓↑*	↑ / ↓	FP* / FN*
Kaliémie				
Hypokaliémie	↓	→↑	↓	FN
Recharge potassique	↑	→↓	↑	FP
Apport en sel				
Régime hyposodé	↑	↑↑	↓	FN
Régime riche en sel	↓	↓↓	↑	FP
Vieillissement	↓	↓↓	↑	FP
Autres				
Insuffisance rénale	→	↓	↑	FP
Pseudo-hypo-aldostéronisme de type 2	→	↓	↑	FP
Grossesse	↑	↑↑	↓	FN
HTA rénovasculaire	↑	↑↑	↓	FN
HTA maligne	↑	↑↑	↓	FN

*Les inhibiteurs de la rénine diminuent l'activité rénine plasmatique, mais augmentent la concentration plasmatique de rénine. Le rapport aldostérone/activité rénine plasmatique augmente (faux positif) et le rapport aldostérone/concentration rénine plasmatique diminue (faux négatif).

4.1.2. Confirmation de l'HAP

Un RAR élevé ne constitue pas à lui seul un critère suffisant pour confirmer l'HAP [2, 11, 39, 78, 93, 106,107]. D'autres critères sont ainsi requis. Pour ce faire, deux attitudes sont proposées.

En 2008, l' « Endocrine Society »recommande de réaliser un test de confirmation chez les patients présentant un RAR en faveur d'un HAP avant de compléter le bilan étiologique [41]. Dans ce cadre, elle propose la réalisation de l'un des 4 tests de suppression suivants : test de surcharge orale en sel, test de perfusion de sérum salé physiologique, test de freination par fludrocortisone, et le test au captopril.

Ces tests prouvent la sécrétion inappropriée et autonome d'aldostérone. Ils sont influencés par une liste de traitements identiques à ceux cités ci-dessus. Le choix du test sera guidé par son coût, sa disponibilité en laboratoire ainsi que par la compliance du patient.

❖ **Dosages hormonaux dynamiques (Tableau XV) :**

Dans notre série, seul le test au captopril était utilisé chez 3 patients mais ceci était à visée étiologique.

.Test de surcharge orale en sel :

La surcharge en sodium chez les sujets sains va inhiber à la fois la rénineet l'angiotensine II, et donc l'aldostérone indirectement, par le biais de l'hypervolémie.

Le test de surcharge orale en sel consiste à administrer par voie orale 6 g de sel/j pendant 3 jours (natriurèse > 200 mmol/24h). Au $3^{\text{ème}}$ jour, une collecte urinaire des 24h est effectuée. Une supplémentation en potassium est nécessaire, associée à un contrôle régulier de la tension artérielle et de la kaliémie [41].

En cas d'HAP, l'aldostéronurie des 24h au 3ème jour est supérieure à 12 µg/24h [41]. Ce test a une sensibilité de 72% et une spécificité de 91% [10].

Ce test est contre-indiqué en cas d'HTA sévère non contrôlée, insuffisance rénale et cardiaque, infarctus du myocarde de moins de 6 mois, trouble du rythme ou hypokaliémie sévère [41].

. Test de perfusion de sérum salé physiologique

C'est une alternative à la voie orale. Il consiste à l'infusion par voie intraveineuse de 2 L de sérum physiologique isotonique 0,9% pendant 4 heures, le matin et en position couchée. Le dosage de l'aldostérone est pratiqué avant et après cette charge sodée. Une hospitalisation est obligatoire avec surveillance stricte de la TA et un monitoring cardiaque.

En cas d'HAP, l'aldostérone plasmatique en fin de test est supérieure à 10 ng/dl [17, 20,39,40,41,108,109]. Ce test a une sensibilité de 91% et une spécificité de 90% [10].

Ce test est contre-indiqué en cas d'HTA sévère non contrôlée, insuffisance rénale et cardiaque, infarctus du myocarde de moins de 6 mois, trouble du rythme ou hypokaliémie sévère [41].

. Test de freination par fludrocortisone

Il consiste en l'administration orale de fludrocortisone à la dose de 0,1 mg toutes les 6 heures pendant 4 jours.

Le dosage de l'aldostérone est pratiqué au 4ème jour à 10 h du matin et en position assise. Un contrôle strict de la PA et de la kaliémie sont obligatoires au cours de cette épreuve avec une supplémentation potassique et un apport de 6 g de NaCl par jour.

Une aldostéronémie au 4ème jour supérieure à 6 ng/dl confirme le diagnostic d'HAP. Ce test doit être réalisé au cours d'une hospitalisation car il risque d'induire une HTA et une hypokaliémie sévère [39, 41, 99,17, 108].

.Test au captopril

Ce test consiste à doser l'aldostéronémie et la RA plasmatique de base et 90 minutes après l'administration orale d'une dose unique de captopril (1mg/kg) chez un patient en position assise ou allongé pendant une heure.

L'AP physiologiquement diminue de plus de 30% suite à la prise de captopril. En cas d'HAP, l'aldostéronémie post captopril est supérieur à 15 ng/dl [39, 99,20].

L'avantage de ce test est qu'il est mieux toléré et il peut être utilisé en cas d'HTA sévère ou d'insuffisance cardiaque [42,110].

Ce test est classiquement utilisé auparavant pour différencier l'ACo de l'HBS. Une diminution de l'aldostérone de plus de 20% oriente vers une HBS. Par contre, les patients présentent un ACo échappent généralement à l'action du Captopril [16, 41]. Toutefois, quelques patients porteurs d'adénomes peuvent faire exception.

Actuellement, il n'y a pas d'arguments suffisants pour privilégier un test de suppression par rapport aux autres. Cependant, le test de perfusion de sérum salé physiologique semble être le plus fréquemment pratiqué, alors que le test au captopril est le moins utilisé [111].

Tableau XV : Les tests de confirmation de l'HAP [41]

Tests de confirmation	Procédure	Interprétation	Risques/contre-indications
Test de surcharge orale en sel	-Consommation de 6 g de sel/j pendant les 3 j précédant le test -Nécessité d'une recharge potassique pour normaliser la kaliémie -Mesure de l'aldostérone urinaire sur les urines de 24h du 3 et du 4 j.	-HAP peu probable si l'aldostérone urinaire est < 10 µg/24 h (en l'absence de pathologie rénale) -HAP est fort probable si >12 µg/24 h (Mayo Clinic),>14 µg/24 h (Cleveland Clinic)	-Contre-indiqué : HTA sévère non contrôlée, insuffisance rénale et cardiaque, arythmie cardiaque, hypokaliémie sévère
Test de perfusion de sérum physiologique	-Patient en position couchée 1 h avant le test et durant la perfusion (4h) -Perfusion de 2 l de NaCl 0,9% sur 4 h -Mesure du taux plasmatique de : aldostérone, rénine, cortisol, kaliémie au début et à la fin du test -Surveillance PA et fréquence cardiaque pendant le test	- HAP peu probable si l'aldostérone plasmatique à la fin du test est < 5 ng/dl - HAP probable si l'aldostérone plasmatique à la fin du test est >10 ng/dl	- Contre indiqué : HTA sévère non contrôlée, insuffisance rénale et cardiaque, troubles du rythme cardiaque, hypokaliémie sévère
Test de suppression par fludrocortisone	-0,1 mg/6 h de fludrocortisone pendant 4 j -supplémentation potassique/6 h pour garder la kaliémie à 4 mmol/l -Régime assez riche en sel pour maintenir une natriurèse à 3 mmol/kg -Mesure à J4 à 10 h chez un patient en position assise, de l'aldostérone plasmatique et de l'activité rénine plasmatique	-A J4 à 10 h un taux d'aldostérone plasmatique > 6 ng/dl confirme l'HAP si l'activité rénine plasmatique est <1ng/ml/h et le cortisol plasmatique de 10 h est< la valeur de 7 h	-Hospitalisation de quelques jours le plus souvent nécessaire (ambulatoire si surveillance stricte de la kaliémie possible) - plus sensible, moins invasif
Test au captopril	-Prise orale de 25-50 mg de captopril après position assise ou allongée pendant 1 h -Patient reste en position assise -Prélèvement sanguin de : aldostérone activité rénine plasmatique, cortisol au début du test et à 1 ou 2 h	-Aldostérone plasmatique physiologiquement diminue suite à la prise de captopril (> 30 %) -HAP: l'aldostérone plasmatique est élevée et l'activité résine plasmatique est supprimée	-Nombreux faux négatifs et résultats équivoques

Une autre approchepour le diagnostic de confirmation de l'HAP est proposée suggérant les critères suivants [17, 59, 112]:

La combinaison d'un RAR élevé à un taux d'aldostérone sanguin ou plasmatique élevé.

Par exemple, l'équipe de Pr Plouin suggère [112] :

Un RAR élevé (>63 pmol/mU) associé à l'un des 3 critères suivants
- Elévation de l'AP en position couchée >500 pmol/l
- Elévation de l'AP en position debout >550 pmol/l
-Aldostéronurie(>63 nmol/24h)

4.1.3. Diagnostic étiologique

L'enquête étiologique constitue l'étape la plus délicate du fait de la multiplicité des étiologies et de la médiocre performance des procédés d'exploration morpho-fonctionnelle.

L'essentiel est de distinguer la pathologie unilatérale, éventuellement accessible à la chirurgie d'exérèse, des sécrétions bilatérales qui relèvent de la prise en charge médicale [41] (Tableau XVI).

4.1.3.1. Données de l'examen clinique

Les adénomes sont caractérisés par une HTA plus sévère, plus récente et le plus souvent résistante. Egalement, les signes cliniques d'hypokaliémie sont plus manifestes. Mais contrairement aux hyperplasies, l'ACo survient chez des patients plus jeunes (< 50 ans) [78].

Nos patients ayant un HAP secondaire à unACo étaient plus jeunes que ceux ayant une HBS (p=0,15) et ils avaient également une TAS plus élevée (p=0,98).

4.1.3.2. Données du bilan biologique

Au cours de l'ACo, l'hyperaldostéronisme est plus marqué. L'hypokaliémie est plus sévère et elle est retrouvée dans plus de la moitié des cas. Par ailleurs, il existe une suppression complète de la sécrétion de rénine [58, 113, 114].

En cas d'HBS, la sécrétion d'aldostérone est en général moins importante. L'hypokaliémie n'est retrouvée que dans 15 à 20 % des cas. L'activité rénine est abaissée mais reste détectable [58,85]. Une autre particularité des HBS est leur sensibilité à l'angiotensine II, qui se traduit par une stimulation de l'aldostérone lors du passage de la position couchée à la position debout [115,116].

Dans notre série, l'aldostéronémie était plus élevée chez les patients ayant un Aco (293,44 vs 186,2pg/ml). De même, le RAR était significativement plus élevé chez ces patients (p=0,018). Nos résultats sont similaires à ceux retrouvés dans les séries de Rmadi [64] et Jabeur [65].

La 18-hydroxy-corticostérone (18-OHB) est un précurseur de l'aldostérone. Sa concentration est très élevée (>100ng/dl) en cas d'Aco et elle est plus basse (<100 ng/dl) en cas d'hyperplasie [16,17, 41, 117,118]. Cependant, ce dosage manque de fiabilité pour différencier ces 2 entités [41,119]. Ce dosage n'a pas été réalisé chez nos patients.

La 18-oxocortisol et la 18-hydroxycortisol urinaire sont des stéroïdes hybrides qui reflètent la perte de la fonction normale des différentes zones de la surrénale lorsque le cortisol, normalement produit dans la zone fasciculée, est accepté comme substrat par la 18 hydroxylase, enzyme exclusivement retrouvée dans la zone glomérulée [69].

Ces métabolites urinaires sont produits en excès en cas d'adénome et dans l'HAP familial type I. Par contre, ils sont toujours normaux dans les adénomes sensibles à l'angiotensine II [120]. Ce dosage différencie de façon fiable l'ACo et l'hyperaldostéronisme cortico-sensible qui produisent ces stéroïdes hybrides, des hyperplasies bilatérales et les adénomes sensibles à l'angiotensine II qui n'en produisent pas [120]. En pratique, ce dosage est peu accessible.

4.1.3.3. Apport des tests dynamiques

Plusieurs épreuves fonctionnelles sont décrites pour tester la sensibilité de la sécrétion d'aldostérone à l'angiotensine II. Parmi lesquelles l'administration intraveineuse d'angiotensine II et le test postural. Cependant, le test le plus physiologique reste probablement le test d'orthostatisme prolongé qui étudie simultanément la sensibilité à l'angiotensine II et à l'ACTH [8]. Au cours de cette épreuve, l'AP est mesurée en début de matinée (8 h) en position couchée depuis au moins une heure, puis après 2 ou 4 h de marche. Dans l'ACo, la rénine reste freinée et l'aldostérone n'augmente pas après déambulation en rapport avec l'insensibilité habituelle des adénomes à l'angiotensine II. L'aldostérone peut même diminuer de façon paradoxale, en rapport avec une réponse partielle à l'ACTH dont le cycle nycthéméral connait une chute en fin de matinée [121]. Par ailleurs, en cas d'hyperplasie, les surrénales demeurent sensibles à une faible augmentation de la rénine et on observe presque toujours une augmentation de l'aldostérone de plus de 30% [39,74,83,122] (Tableau XVI). Ce test n'était pratiqué chez aucun de nos patients.

4.1.3.4. Imagerie des surrénales

* Echographie des surrénales

L'échographie surrénalienne n'apporte pas une résolution suffisante pour analyser les variations fines du contenu de la loge surrénalienne en raison de ses dimensions réduites et de sa localisation profonde. Sa limite de détection est estimée à un centimètre à droite et deux centimètres à gauche [122]. La présence de l'angle colique gauche est une difficulté majeure à gauche alors qu'à droite l'interposition du parenchyme hépatique facilite l'exploration.

Par ailleurs, cet examen dépend de la morphologie du patient et de l'entrainement de l'opérateur pour être fiable et reproductible [16,39].

Dans notre série, l'échographie surrénalienne était normale dans 7 cas parmi les 11 pour lesquels elle était réalisée. Ces patients étaient répartis en 1 cas d'ACo et 6 cas d'HBS.

* Tomodensitométrie des surrénales

Elle représente actuellement l'examen de choix pour l'exploration morphologique des surrénales [17, 41, 76, 105]. Le protocole comporte des coupes fines millimétriques pouvant détecter des formations nodulaires de 7 mm.

Typiquement, l'ACo est de petite taille (<2 cm), homogène, possède une densité faible (<10 UH) et se rehausse modérément après injection de PDC iodé avec un « lavage rapide » [17, 39, 41,74].

La TDM des surrénales permet d'affirmer l'hyperplasie diffuse de la glande. En effet, l'hypertrophie se mesure en référence avec le pilier du diaphragme adjacent dont l'épaisseur est en principe supérieure à celle de chacune des branches de la surrénale [105].

Deux limites majeures sont à prendre en considération:
- ❖ Sa sensibilité pour la latéralisation correcte d'une tumeur de moins de 10 mm est de 67 % contre 83 % quand elle est associée au cathétérisme des veines surrénales (KTVS) [123].

❖ Sa spécificité n'est pas également optimale. L'adénome surrénalien, lorsqu'il est mis en évidence, peut être un ACo, mais aussi un adénome non sécrétant.

En effet, environ 4 % de la population adulte et 7 % des sujets de plus de 70 ans sont porteurs d'un incidentalome surrénalien non sécrétant [2].

Dans notre série, la TDM avait révélé un nodule surrénalien unilatéral dans 20cas (55,55%), une HBS dans 2 cas (5,55%), une hyperplasie nodulaire bilatérale dans 9 cas (25%), une hyperplasie de la surrénale gauche sans individualisation de nodules dans 1cas (2,77%) et elle était normale dans 4 cas (11,11%). Les résultats de la TDM surrénalienne étaient concordants avec le diagnostic définitif dans 100% des cas en cas d'ACo alors qu'en cas d'HBS, elle avait montré un nodule unilatéral dans 1 cas et était normale dans 4 cas.

* IRM des surrénales

C'est un examen plus couteux et a une résolution spatiale plus faible que celle de la TDM [41]. L'IRM peut remplacer le scanner en cas d'allergie à l'iode.

Les adénomes sont habituellement iso ou hypointenses au foie en pondération T1et hyperintenses en pondération T2 [105, 124]. L'hyperplasie bilatérale se traduit soit par un épaississement régulier des surrénales, soit par un aspectlobulé voire nodulaire des surrénales. Le signal en pondération T1 et T2 des hyperplasiesest identique à celui des adénomes [124].

L'IRM surrénalienne était réalisée dans notre série chez un seul patient, présentant une insuffisance rénale chronique sévère contre indiquant l'injection de PDC. Elle avait montré une tumeur surrénalienne. Le résultat était concordant avec le résultat anatomopathologique définitif.

* Scintigraphie des surrénales à l'iodocholestérol

La scintigraphie au cholestérol marqué par l'iode 131 est une exploration non invasive, à la fois morphologique et fonctionnelle. Elle permet la visualisation du tissu stéroido-sécrétant. Elle est effectuée sous freinage par la DXM (2 mg par jour durant les 2 jours précédant l'injection de l'isotope et prolongé durant 4 jours) pour inhiber la production d'ACTH et de ce fait la sécrétion de la fasciculée et de la réticulée. Elle nécessite la saturation du parenchyme thyroïdien par la solution de Lugol (30 mg/j de j-2 à j+7) ou les comprimés d'iodure de potassium (1g/j de j0 à j+7). Elle est réalisée également après l'interruption des traitements antihypertenseurs pouvant interférer avec la fixation surrénalienne. En effet, la spironolactone doit être arrêtée 6 semaines avant l'examen, alors que l'arrêt des diurétiques et des BB doit être fait une semaine avant. Les IEC doivent être interrompus 48 heures et les alpha bloquants 24 heures avant la réalisation de la scintigraphie [105, 125,126].

Ensuite, le malade reçoit par voie intraveineuse lente 1 mCi d'iodocholestérol marqué à l'I131. Les clichés sont effectués en 2 temps : un cliché précoce au 2ème ou au 3ème jour après l'injection et un cliché tardif allant du 4ème au 7ème jour de l'injection [127].

Dans les cas typiques, la scintigraphie visualise une hyperfixation précoce, unilatérale et intense vers le 3ème jour en cas d'ACo et une hyperfixation bilatérale symétrique et précoce augmentant lors du cliché tardif en cas d'HAP idiopathique. La fixation est bilatérale et asymétrique dans les hyperplasies diffuses avec macronodule fonctionnel [105].

Dans notre étude, la scintigraphie était réalisée chez 4 patients. Elle était concordante aux résultats de la TDM surrénalienne dans 3 cas.

La scintigraphie au nor-iodo-cholestérol n'est plus utilisée actuellement pour discriminer les formes unilatérales des formes bilatérales. En effet, la sensibilité de cet examen est faible pour les nodules inférieurs à 15 mm [17, 83, 41, 105,128].

De plus l'irradiation causée par la scintigraphie n'est pas négligeable (60msv) et son coût est élevé [11].

* Cathétérisme sélectif des veines surrénaliennes

Le KTVS est l'examen « GOLD STANDARD » dans le diagnostic étiologique de l'HAP. Cet examen nécessite une brève hospitalisation et surtout un radiologue expérimenté. Il permet de mettre en évidence une latéralisation de la sécrétion d'aldostérone.

Il consiste en l'introduction, par la veine fémorale, de deux cathéters qui permettent de prélever du sang in situ afin de mesurer les concentrations d'aldostérone et de cortisol dans la veine cave inférieure, la veine surrénale droite et la veine surrénale gauche. Le cortisol est mesuré sur les mêmes échantillons afin de vérifier la qualité des prélèvements sanguins dans les veines surrénales.

Pour affirmer la sélectivité du KTVS, la cortisolémie doit être au moins deux fois plus élevée dans l'effluent surrénalien que dans la veine cave inférieure [39, 41,94, 99, 105, 122, 126, 129, 130, 131].

Concernant la latéralisation de la sécrétion d'aldostérone, il n'y a pas de norme consensuelle. On considère cependant que la latéralisation est confirmée si le ratio aldostérone/cortisol d'une veine surrénale par rapport à la veine controlatérale est d'au moins de 2. Ce ratio varie entre 2 et 5 selon les équipes [112, 123, 132].

Le KTVS est obligatoire pour certains pour identifier les causes chirurgicalement curables d'HAP [133-135].

Pour d'autres, il doit être réalisé pour les adénomes dont la taille est < 10 mm au scanner ou en cas de surrénales normales ou encore de deux glandes anormales. Pour les tumeurs de plus de 10 mm le scanner est suffisant [123, 135]. Cette conduite est aussi adoptée par la société française d'HTA.

Cet examen invasif, de réalisation délicate, n'est effectué que dans quelques centres spécialisés. Le cathétérisme de la veine surrénalienne droite est plus difficile pour des raisons anatomiques [133, 136, 137].

Les complications du cathétérisme sont estimées de 1 à 6%. Elles sont représentées principalement par la thrombose de la veine surrénale, l'hématome intra surrénalien, la perforation de la veine surrénalienne avec extravasation du PDC, intolérance à l'iode et l'infarcissement hémorragique de la glande [17, 41, 137].

* Tomographie par émission de positrons ou PET Scan

La tomographie par émission de positrons ou PET Scan, est un examen diagnostique non invasif reposant sur la détection de positrons (des particules microscopiques émises par une substance radioactive administrée au patient).

Le ^{11}C Métomidate est un traceur ciblant la 11ß hydroxylase, enzyme clé de la synthèse du cortisol et de l'aldostérone. Ce traceur présente l'intérêt d'être spécifique des lésions de la corticosurrénale. Dans une étude récente, l'analyse rétrospective de 73 patients porteurs d'une tumeur surrénalienne a permis de montrer que la sensibilité de l'examen pour prouver la nature cortico-surrénalienne d'une tumeur était de 89% avec une spécificité de 96%. L'imagerie a été constamment négative dans les phéochromocytomes, les métastases et les tumeurs non surrénaliennes. Elle n'est pas utile au diagnostic de malignité. Les auteurs soulignent la très forte positivité de l'examen dans les adénomes de Conn.

Ainsi, le PET scan marqué au ^{11}C Métomidate semble être une alternative efficace et non invasive au KTVS [138].

Tableau XVI : Les principaux éléments distinctifs entre hyperplasie bilatérale des surrénales et adénome de Conn [83, 126]

Caractéristiques	HBS	Aco
Age	>40 ans	<40 ans
sexe	Homme	Femme
HTA	Modérée	Sévère
Hypokaliémie	Modérée	Sévère (<3 mmol/l)
Aldostéronémie de base	Elévation modérée	Elévation franche
ARP ou RA	Basse	Effondrée
18-hydroxy-corticostérone (ng/dl)	<100	>100
Réponse de l'aldostéronémie à l'orthostatisme	Elévation > 30%	Elévation < 30%, le plus souvent diminution
Réponse de l'aldostéronémie au captopril	Freinage > 20%	Freinage <20% ou absent
Test de perfusion salée	Aldostéronémie freinable	Absence de freination
Sensibilité à la DXM	Faible	Faible
Imagerie TDM/IRM	Hyperplasie bilatérale (nodulaire ou normale)	Adénome unilatéral
Scintigraphie au NP59 après freinage par DXM	Fixation bilatérale	Hyperfixation unilatérale
Cathétérisme veineux	Gradient de latéralisation >4	Gradient faible ou absent

5. ETIOLOGIES DES HYPERALDOSTERONISMES PRIMAIRES

Durant ces 50 dernières années, plusieurs causes d'HAP sont identifiées (Tableau XVII). Néanmoins, les 2 étiologies les plus fréquentes restent l'HBS et l'Aco.

5.1. Hyperplasie bilatérale des surrénales :

Elle constitue de nos jours l'étiologie la plus fréquente des HAP (60% des cas) [3,17, 39,78, 99, 126].

Dans notre série, la fréquence de l'HBS était un peu moindre que celle décrite dans la littérature, estimée à 42,1%.

Son origine demeure inconnue. Certains évoquent une hyperactivité de l'aldostérone synthétase, enzyme mitochondriale qui assure la synthèse de l'aldostérone à partir du désoxycorticostérone [105].

D'un point de vue fonctionnel, les cellules de la glomérulée hyperplasique conservent leur sensibilité à l'angiotensine II, ce qui explique que lors du test à l'orthostatisme, l'aldostéronémie s'élève [139]. En revanche, cette dernière reste indépendante du rythme nycthéméral de l'ACTH. A noter qu'il est possible que, par autonomisation d'un nodule, celui-ci se comporte comme un ACo sensible à l'ACTH [8, 140].

Sur le plan clinique :

L'âge de survenue est généralement avancé au-delà de >40 ans avec un pic de fréquence à la sixième décade de vie [141] ce qui concorde avec la moyenne d'âge de notre groupe qui était de 60 ans. Une prédominance masculine est connue pour cette entité [99] retrouvée dans notre étude ou le sex-ratio était à 3. Habituellement, la symptomatologie est plus fruste puisque l'hyperproduction hormonale est en principe moins marquée [78].

A la biologie :

La kaliémie est normale dans plus de 50% des cas [142]. Bien que dans notre étude la kaliémie moyenne était légèrement plus basse que dans les ACo (3,14 vs 3, 27 mmol/l) ceci serait peut être dû à la moindre sévérité des cas d'adénomes.

A l'imagerie :

La TDM permet d'apprécier une hyperplasie des surrénales qui associe des anomalies des deux surrénales prenant un aspect globuleux [105].

Dans l'hyperplasie macronodulaire bilatérale, la TDM montre habituellement des surrénales augmentées de volume avec un aspect multi-nodulaire bilatéral et une hyperplasie des zones non nodulaires. Par ailleurs, les surrénales peuvent paraitre strictement normale ce qui constitue le cas de la plupart des faux négatifs [41,74, 99].

La scintigraphie des surrénales à la nor-iodocholestérol montre une hyperfixation bilatérale symétrique et précoce augmentant lors du cliché tardif en cas d'HAP idiopathique.

La fixation est bilatérale et asymétrique dans les hyperplasies diffuses avec macronodule fonctionnel [105].

5.2. Adénome de Conn :

L'Aco est longtemps considéré comme la principale étiologie des HAP avec une fréquence estimée entre 50 et 92% [76, 142, 143].

Néanmoins, les études récentes montrent une évolution décroissante de cette fréquence, estimée à 25 et 35% [17,39, 68, 76, 142]. Ceci s'explique par le fait que l'hypokaliémie qui est utilisée comme critère principal de dépistage de l'HAP est plus fréquente en cas d'adénome [68]. Dans notre série, l'ACo était l'étiologie la plus fréquente de l'HAP (52,6%).

L'étiopathogénie de cette entité est encore mal connue. Des mutations du proto-oncogène Ras, de la protéine G, ou des anti-oncogènes suppresseurs de tumeurs comme le P53 sont évoquées [144,145, 146].

D'un point de vue fonctionnel : L'ACo est en principe autonome, indépendant de l'ARP et de l'angiotensine II. Toutefois, il reste sensible à l'ACTH [8, 147].

Sur le plan clinique :

L'ACo est le plus souvent observé entre la troisième et la cinquième décade [66, 105, 139]. Nos patients porteurs d'un ACo avaient un âge moyen de 53,55 ans. Une prédominance féminine (63%) est notée [42, 63, 148] ce qui concorde avec nos résultats. En effet, le sex-ratio était de 0,81.

Habituellement, la symptomatologie est plus sévèreet la PA est plus élevée que dans les autres variétés d'HAP [5, 117,129, 149, 150]. Dans notre série, la TAS moyenne était légèrement plus élevée chez les patients porteurs d'un ACo.

A la biologie :

L'hypokaliémie est généralement plus sévère que dans l'HAP idiopathique [5,117, 129, 149, 150]. Dans notre série, la sévérité de l'hypokaliémie était équivalente entre les deux entités.

A l'imagerie :

La TDM montre typiquement, une tumeur de petite taille (< 2 cm), homogène, hypodense vu leur contenue en lipide (moins de 10 UH spontanément), et se rehaussant modérément après injection de PDC iodé (moins de 40 UH) avec lavage rapide [39, 17, 41, 74].

La scintigraphie des surrénales à la nor-iodocholestérol : montre une hyperfixation précoce unilatérale et intense vers le 3ème jour [105].

5.3 Hyperplasie unilatérale :

Sa fréquence est mal définie. C'est une forme rare qui serait responsable de 0,8 à 5,2% des HAP [139]. Ce diagnostic était retenu chez un seul patient dans notre série malgré qu'il n'était pas confirmé vu la non disponibilité du KTVS seul examen permettant de confirmer ce diagnostic.

Le premier cas d'hyperplasie unilatérale est décrit en 1965 par Rossi, depuis, moins de 50 cas sont rapportés dans la littérature [151].

Cliniquement et biologiquement, cette entité se comporte de façon identique à un ACo avec une hypersécrétion d'aldostérone purement unilatérale non stimulable par l'orthostatisme et avec un taux élevé de 18-OH-B [105].

Le scanner surrénalien peut être normal et le diagnostic ne peut être porté que par la mesure d'aldostérone dans les veines surrénales qui confirme le caractère unilatéral de sa sécrétion [151].

Morphologiquement, rien ne la différencie de l'HAP idiopathique, hormis son unilatéralité quasi-constante [152].

L'examen anatomopathologique montre une hyperplasie avec des micro ou macro nodules mal délimités plus ou moins encapsulés [151,153].

5.4. L'HAP familial :

L'HAP familial constitue moins de 2% des causes des HAP [48, 154]. Il existe deux formes bien connues de transmission autosomique dominante. Par ailleurs, un hyperaldostéronisme familial de type 3, non sensible aux glucocorticoïdes, a été décrit récemment [154].

L'HAP familial doit être évoqué chez des patients présentant un HAP diagnostiqué avant l'âge de 20 ans, avec une histoire familiale d'HAP ou d'AVC avant l'âge de 40 ans [41, 104, 155].

5.4.1. Hyperaldostéronisme familial type 1 de Gordon :

C'est une maladie autosomique dominante, responsable de moins de 1% des cas d'HAP [4, 17, 41, 76, 126]. Cette entité résulte de l'expression d'un gène chimérique CYP11B1/CYP11B2 résultant d'un crossing over inégal entre les gènes de la 11β-hydroxylase et l'aldostérone synthétase [39, 84, 94, 105, 120, 134]. Cette dernière se retrouve ainsi sous le contrôle de l'ACTH et elle serait par conséquent activée anormalement dans la zone fasciculée. Par conséquent, elle aboutit à la formation excessive non seulement d'aldostérone, mais aussi de stéroïdes hybrides : 18-oxocortisol et 18-hydroxycortisol, qui sont de puissants minéralcorticoïdes [156]. Depuis 1995, ce gène chimérique peut être objectivé par PCR (Polymérase-Chain-Réaction) dans les lymphocytes d'un simple échantillon sanguin [17, 157].

La présentation clinique de cette entité est très variable : HTA survenant à un âge jeune, dans l'enfance ou l'adolescence, souvent réfractaire aux antihypertenseurs habituels. Une incidence élevée de décès par hémorragie cérébrale complique souvent cette HTA. En effet, les complications vasculaires cérébrales sont présentes dans plus de 18% des cas [41, 134].

Les formes normokaliémiques sont plus fréquentes dans cette entité [158, 159].

La particularité fonctionnelle de l'hyperaldostéronisme familial type I est de pouvoir être contrôlée par l'administration des glucocorticoïdes qui inhibent la sécrétion hypophysaire d'ACTH [155, 159].

5.4.2. *Hyperaldostéronisme familial type 2 de Gordon :*

Sa prévalence reste encore inconnue, mais elle paraît plus fréquente que la forme familiale de type I [4, 104, 120]. Sa transmission est elle aussi autosomique dominante [17, 41, 94, 104, 120, 160]. Cependant, son origine génétique n'est pas encore complètement élucidée : des études de liaison ont mis en évidence une association avec le locus 7p22, mais aucune mutation n'est clairement identifiée [160-162].

Elle se différencie de la forme familiale de type I par une hypersécrétion d'aldostérone non contrôlée par les glucocorticoïdes [104].

Ces patients ne peuvent pas être différenciés des sujets atteints d'un HAP sporadiques non familial. Seulement les antécédents familiaux d'HAP et la négativité du test à la déxaméthasone qui font la différence [163].

5.5. *Corticosurrénalome sécrétant de l'aldostérone:*

Les corticosurrénalomes sont extrêmement rare (0,05 à 0,2 % de l'ensemble des cancers) [164]. Dans notre série, aucun cas de corticosurrénalome n'était objectivé alors que dans la série de Rmadi [64] qui a porté sur 25 cas d'HAP, un cas de corticosurrénalome malin était retrouvé.

Cette affection peut se voir à tous les âges mais elle intéresse habituellement l'adulte de 40 à 60 ans. Les deux sexes sont indifféremment atteints, cependant certains auteurs rapportent l'existence d'une prédominance féminine [165].

Ces tumeurs sont fonctionnelles dans 50% des cas [164]. Le tableau d'hyperaldostéronisme isolé est exceptionnel avec une fréquence inférieure à 1% [17, 39,76].

5.6. Adénomes sensibles à l'angiotensine II

Outre l'adénome unilatéral producteur d'aldostérone, autonome et insensible aux effets de l'angiotensine II, il existe une autre variété d'adénome unilatéral. Celui-ci contient principalement des cellules typiques de la zone glomérulée et répond à l'axe rénine angiotensine [99].

La pathogénie de cette entité n'est pas bien élucidée mais il semble que la dépendance de la synthèse d'aldostérone à l'angiotensine II pourrait avoir une origine génétique [69].

L'ARP est légèrement réduite et la production hormonale reste dépendante des variations de l'angiotensine II, comme au cours des hyperplasies ou dans l'HTA essentielle [105].

5.7. Adénomes bilatéraux

Cette variété d'HAP est rare [152]. Le principal enjeu est de différencier les adénomes bilatéraux qui sont chirurgicalement curables, des HBS dont le traitement est strictement médical. Le KTVS, examen de référence, a ses limites puisque l'hyperfonctionnement surrénalien bilatéral peut ne pas être présent au même temps [105, 152]. Dans notre série, nous n'avons recensé aucun cas d'adénomes bilatéraux.

Discussion

Tableau XVII : Eléments de diagnostic étiologique des HAP (D'après Baudoin et coll) [139]

	ACo	IHA	PAH	APRA	GRA (FH-I)	Corticosurrénalome
Intensité clinique	Forte	Faible	Modérée	Forte	Forte	Très forte
Contexte familial	Parfois (FH-II)	Parfois (FH II)	Parfois (FH II)	Non	Toujours	Parfois
Intensité biologique	Forte	Faible	Modérée	Forte	Variable, souvent faible	Très forte
Rythme circadien de l'aldostérone parallèle à l'ACTH (à 8, 10, 12 et 16 h)	Conservé	Absent	Conservé	Absent	Conservé	Absent
Réponse de l'aldostérolémie à l'orthostatisme	Elévation <30%, le plus souvent diminution	Elévation >30%	Elévation <30%	Elévation >30%	Elévation <30%, le plus souvent diminution	Elévation <30%
Précurseurs de l'aldostérone*	Très élevés	Normaux	Elevés	Elevés	Modérément élevés	Très élevés
Réponse de l'aldostéronémie (Test au captopril)	Freinage <20%	Freinage >20%	Freinage <20%	Freinage >20%	Freinage <20%	Freinage <20%

Discussion

	ACo	IHA	PAH	APRA	GRA (FH-I)	Corticosurrénalome
Sensibilité à la dexaméthasone	Faible	Faible	Non	Non	Oui, complète	Non
18-hydroxy-corticostérone	>100 ng/dl	<100 ng/dl	>100 ng/dl	< 100 ng/dl	>100 ng/dl	>100 ng/dl
18-hydroxy-cortisol urinaire	>60 µg/24h	<60 µg/24h	>60 µg/24h	< 60 µg/24h	>60 µg/24h (souvent très élevé)	> 60 µg/24h
18-hydroxy-cortisol urinaire	>15 ng/24h	<15 ng/24h	>15n/24h	<15ng/24h	>15ng/24h (souvent très élevé)	> 15 ng/24h
TDM/ IRM	Adénome	Hyperplasie bilatérale ou normal	Hyperplasie uni ou bilatérale	Adénome	Normal, parfois hyperplasie bilatérale	Tumeur volumineuse
Scintigraphie au NP59 après freinage par dexaméthasone	Fixation unilatérale	Fixation bilatérale	Fixation unilatérale (cas bilatéraux décrits)	Fixation unilatérale	Fixation bilatérale	Fixation nulle ou plus rarement, unilatérale
Cathétérisme veineux	Gradient > 10/1	Pas de gradient	Gradient > 10/1	Gradient >10/1	Pas de gradient	Gradient > 10/1

*11-désoxycorticostérone, corticostérone, 18-hydroxy-désoxycorticostérone

ACo : adénome de Conn - APRA : adénome répondeur à l'Angiotensine II - PAH : hyperplasie unilatérale - IHA : hyperaldostéronisme primaire idiopathique - GRA : hyperaldostéronisme sensible aux glucocorticoïdes

6. FORMES CLINIQUES :

6.1. Hyperaldostéronisme primaire dans le cadre du NEM1

Les néoplasies endocriniennes multiples de type 1 (NEM1) ou syndrome de Werner se caractérisent par l'association d'au moins 2 des 3 anomalies suivantes : hyperparathyroïdie primaire, tumeurs endocrines duodénales et/ou pancréatiques, tumeurs de l'anté-hypophyse, tumeurs endocrines de la corticosurrénale, tumeurs endocrines à localisation thymique et/ou bronchique et un apparenté au premier degré atteint d'au moins une des lésions cardinales sus-citées [166].

Quoique rare, son intégration dans le cadre d'une NEM1 est possible. Dans la littérature, 5 cas d'HAP entrant dans le cadre d'une NEM1 sont rapportés [41, 105].

Dans ces cas, les cellules adénomateuses corticosurrénaliennes auraient une délétion d'un gène suppresseur situé sur le chromosome 11. C'est la même anomalie génétique trouvée dans les autres tissus affectés en cas de NEM1 [16].

6.2. HAP sans hypertension

L'absence de l'HTA au cours de l'HAP est une situation extrêmement rare.

En effet, depuis le premier cas décrit par Brooks et al en 1972, seulement 26 cas sont rapportés dans littérature [62]. Ces formes sont décrites surtout chez des femmes (81% des cas). Aucun de ces patients n'avait un antécédent familial d'HAP. Le tableau clinique est dominé par les signes neuromusculaires type paresthésie, faiblesse musculaire et paralysie. L'hypokaliémie est rapportée dans 1/3 des cas. L'étiologie est représentée principalement par l'Aco [73, 62].

Ces formes peuvent s'expliquer par le caractère modéré et récent de l'hyperproduction hormonale, l'absence d'accroissement des précurseurs de l'aldostérone et par la qualité des mécanismes compensateurs [105].

Récemment, d'autres hypothèses protectrices de l'HTA sont énoncées [62] :
- ❖ L'existence d'un polymorphisme génétique impliqué dans la régulation du métabolisme rénal du sodium et/ou du tonus artériolaire
- ❖ Une variante génétique du peptide auriculaire natriurétique ou de ses récepteurs
- ❖ Une hyperactivité du système rénine/kallicréine
- ❖ Certains adénomes producteurs de l'aldostérone peuvent exprimer de façon aberrante des protéines vasodilatatrices.

Dans notre série, tous nos patients étaient hypertendus.

6.3. HAP sans augmentation des concentrations d'aldostérone plasmatique et urinaire et avec une rénine active basse

Il pourrait s'expliquer par un tableau d'HAP à son début. Egalement, l'hypokaliémie réduit par elle-même la sécrétion d'aldostérone [105]. L'augmentation de l'apport en potassium est susceptible de démasquer l'accroissement des concentrations d'aldostérone.

La constatation de valeurs normales d'aldostérone en présence de valeurs basses d'activité rénine et d'hypokaliémie suffit à évoquer l'authenticité d'une hyperproduction primitive d'aldostérone par la glomérulée.

Dans la littérature Gordan estime que plus d'un tiers des HAP ont une aldostéronémie normale [74]. Dans la série de Jabeur [65], 32% des patients ont un taux d'AP normal. De même, dans notre série, l'association d'une AP normale avec une RA basse et un RAR supérieur à 23 est constatée chez 36,8% patients.

6.4. HAP avec aldostérone élevée et rénine active normale

Cet aspect particulier suggère la présence de lésions vasculaires intra rénales qui entrainent une ischémie glomérulaire et un échappement de la rénine à la suppression par l'excès de l'aldostérone. Dans son étude, Catena [70] a trouvé que 29% des patients porteurs d'un HAP ont une rénine non freinée. Il a aussi démontré que ces patients ont une HTA plus sévère, plus ancienne, une clairance de la créatinine plus basse et une albuminurie plus élevée en comparaison avec les patients présentant une rénine freinée.

Dans la série deJabeur [65], 56% des patients ont un taux de rénine normal et une aldostéronémie élevée. Dans notre série, cette fréquence était moins importante. En effet, 5,3 % de nos patients seulement avaient une aldostérone élevée et une RA normale.

6.5. HAP sans hypokaliémie

Cette forme s'observe chez plus de la moitié des patients présentant un HAP [39, 41, 74, 84]. Une étude avec de larges séries de patients a rapporté que l'hypokaliémie est présente chez 7%, 17% et 48 % des patients ayant respectivement une HTA essentielle, une HBS et un ACo [58]. Dans notre série, la kaliémie était inférieure ou égale à 3,6 mmol/l dans 29 cas (76,3%).

6.6. HAP se révélant sous forme d'un incidentalome surrénalien

La majorité de ces formations découvertes par TDM ou par IRM sont de petites tailles. L'HAP est à suspecter de principe en cas d'HTA et/ou d'hypokaliémie. L'HAP représente 1% des étiologies des incidentalomes surrénaliens [167].

Dans notre série, l'incidentalome surrénalien était la circonstance de découverte de l'HAP dans 12 cas (31,6%). Il s'agit d'un incidentalome surrénalien associé à une HTA dans 8 cas et à une hypokaliémie avec HTA dans 4 cas.

6.7. Association HAP et sténose de l'artère rénale

Dans les groupes d'HTA secondaires, les HAP sont largement plus fréquents que les sténoses de l'artère rénale.

L'association de ces deux pathologies chez un même patient est rare [142,168].

Dans notre série, on a recensé un seul cas de sténose de l'artère rénale associé à un HAP.

Cette association peut être expliquée par le fait que l'hyperaldostéronisme secondaire à la sténose de l'artère rénale entraine une stimulation prolongée de la corticosurrénale ce qui engendre une autonomisation du cortex surrénalien. Ainsi, il y aurait une transformation d'un état d'hyperaldostéronisme secondaire en HAP.

7. SYNDROME METABOLIQUE ET HAP

Des études récentes ont montré que le SM est plus fréquent chez les hypertendus porteurs d'un HAP que chez ceux ayant une HTA essentielle [169-172].

Une étude faite par Fallo et coll [170] sur 85 patients présentant un HAP comparés à 381 patients ayant une HTA essentielle a montré que la fréquence du SM est significativement plus élevée dans le groupe HAP (41,1% vs 29,6%, $p < 0,05$). Aussi, dans la série de Jabeur [65], la fréquence du SM est plus importante chez les patients ayant un HAP (68%) que chez ceux ayant une HTA essentielle (47%). Dans notre série, le SM était noté chez 71% de nos patients.

Ces résultats suggèrent la possibilité d'effets de l'aldostérone sur le métabolisme glucidique via l'insulinosécretion et/ou l'insulinorésistance. En effet, la kaliopénie constitue un facteur de diminution de la production d'insuline et de révélation du diabète sucré. Par ailleurs, la déplétion potassique chronique observée au cours de l'HAP est responsable d'une insulinorésistance qui persiste même après correction de l'hypokaliémie, ceci implique une action directe de l'aldostérone sur le fonctionnement des récepteurs insuliniques [88, 90].

8. PRISE EN CHARGE THERAPEUTIQUE :

Les objectifs thérapeutiques sont de contrôler la PA et de normaliser la kaliémie. Ils ont aussi pour but de prévenir les effets délétères directs de l'aldostérone en excès sur le système cardiovasculaire.

Le traitement peut être chirurgical ou médical, dépendant surtout de l'étiologie de l'HAP.

8.1. Traitement chirurgical :

La chirurgie est le traitement de choix, proposée aux patients qui ont une sécrétion unilatérale d'aldostérone, qu'elle soit adénomateuse ou hyperplasique.

8.1.1. Préparation préopératoire :

La préparation médicale préopératoire a 2 objectifs. Elle vise à normaliser la kaliémie par une supplémentation en chlorure de potassium et ceci afin de prévenir un trouble de rythme cardiaque au cours de l'anesthésie [94, 76].

De plus, l'intervention est précédée de 2 semaines de traitement par spironolactone (Aldactone®) à la dose de 2 mg/kg/j pour corriger l'HTA et l'hypokaliémie [16, 76].

Dans notre série, parmi les 18 patients ayant eu la chirurgie, 11 avaient bénéficié d'une préparation par la spironolactone.

8.1.2. Geste opératoire

La chirurgie surrénalienne au cours de l'HAP peut s'effectuer selon deuxvoies soit laparoscopiqueou par chirurgie ouverte. L'exérèse chirurgicale consiste habituellement en une surrénalectomie unilatérale.

L'énucléation de l'adénome doit être bannie du fait du risque d'hémorragie et de récidive locale [41].

De même, la surrénalectomie partielle est déconseillée vu le risque de persistance de l'HTA et de l'hyperaldostéronisme en rapport avec la méconnaissance d'autres nodules homo ou controlatéraux [20, 41].

L'exérèse consiste en l'ablation de la totalité de la loge surrénalienne, à distance de la surrénale, pour ne pas rompre la capsule tumorale. Et ceci afin d'éviter les récidives locales et la dissémination intra-abdominale. La dissection se fait aux limites de la loge surrénalienne et non au dépend de la glande surrénale elle-même [16].

La voie d'abord recommandée en cas d'hyperaldostéronisme unilatéral était la voie postérieure paravertébrale. L'avènement de la cœliochirurgie a révolutionné la surrénalectomie en 1993.

La laparoscopie transpéritonéale est devenue le « *gold standard* » pour cette intervention. Ses résultats sont comparables à ceux de la voie ouverte, pour toutes les variétés de tumeurs surrénaliennes [11].

Les Aco se prêtent idéalement à cette chirurgie mini-invasive, de même que les glandes responsables d'une hypersécrétion unilatérale.

Le risque spécifique de cette chirurgie est la survenue de complications pancréatiques type plaie du pancréas à l'origine de pancréatite et la conversion en laparotomie ouverte chiffrée entre 5 et 10 % (panne de matériel, difficulté de dissection, hémorragie…) [11, 78, 173]. Dans notre série, les 18 surrénalectomies étaient faites par voie lombaire postérieure. Nous n'avons pas relevé de complications per ou post opératoires.

8.2. Traitement médical

8.2.1. Antialdostérones

* **Spironolactone (Aldactone®)**

Le traitement médical repose essentiellement sur la spironolactone, diurétique distal épargneur de potassium et antagoniste compétitif de l'aldostérone [174]. L'Aldactone bloque par compétition les récepteurs tubulaires distaux de l'aldostérone et réduit sa synthèse. Il agit également sur le récepteur de la testostérone et de la progestérone d'où son action anti-androgène [175].

La posologie de la spironolactone dans l'HAP est de 1 à 3 mg/kg/j, à débuter progressivement (12.5 à 25 mg par jour) et à augmenter en fonction de la kaliémie. La dose maximale étant de 400 mg par jour [104].

Dans notre série, 17 patients avaient reçu la spironolactone à la dose moyenne de 176,47 mg/j. Alors que dans la série de Jabeur [65], 14 patients étaient traités par la spironolactone à la dose moyenne de 100 mg/j.

A court terme, la spironolactone corrige rapidement l'hypokaliémie et l'ARP. Par contre ses effets sur l'HTA sont modérés [60]. En effet, le recours à d'autres médicaments anti-hypertenseurs, le plus souvent un diurétique thiazidique, est souvent nécessaire pour contrôler les chiffres tensionnels.

A long terme, en raison du manque de sélectivité de la spironolactone, plusieurs effets indésirables peuvent apparaitre, en particulier chez l'homme (dysfonction érectile, impuissance complète, gynécomastie), et chez la femme jeune (dysménorrhée, mastodynie). Ces effets sont liés à la dose et la durée du traitement et sont en principe réversibles à son arrêt [17, 20, 39, 109,175].

* **Eplérénone (Inspra®)**

Une espérance est née de l'avènement de l'éplérénone (Inspra®). Il s'agit également d'un antagoniste électif du récepteur de l'aldostérone [17, 66, 176]. Ce médicament améliore significativement la morbi-mortalité des patients en post-infarctus du myocarde avec dysfonction systolique du ventricule gauche [177,178].

Il est parfois utilisé dans certaines formes d'HTA liées à l'HAP notamment en cas d'HTA et d'HAP résiduels après cure chirurgicale, lorsque la spironolactone s'est avérée antérieurement mal tolérée [11].

La posologie de cette molécule est de 1 à 2 mg/kg/j. Sa demi-vie courte rend une prise bi-quotidienne indispensable. Son principal inconvénient étant le cout élevé.

A noter qu'en cas d'insuffisance rénale chronique stade III, la prescription de la spironolactone et de l'éplérénone doit être prudente, du fait du risque d'hyperkaliémie. Elle est à éviter en cas d'insuffisance rénale chronique stade IV [11,21, 41,103].

8.2.2. Autres molécules antihypertensives

* **Amiloride**

C'est un diurétique d'épargne potassique dont l'action réside dans un blocage du canal épithélial sodique au niveau du tube contourné distal, inhibant alors les échanges sodium/potassium [139]. Il constitue une alternative à la spironolactone, surtout chez l'homme. Mais son efficacité est plus évidente sur la kaliémie que sur la PA elle-même [41,105]. D'où la nécessité de l'associer à d'autres antihypertenseurs.

* Inhibiteurs de l'enzyme de conversion :

Les IEC et les ARAII sont aussi utilisés pour leur action anti-hypertensive dans l'HAP mais ils n'ont pas d'effet majeur sur l'hypersécrétion d'aldostérone.

Ils prennent une place dans le traitement des formes sensibles à l'angiotensine II [175]. En effet, ils suppriment les effets vasopresseurs, antidiurétiques et anti-natriurétiques de l'angiotensine II.

* Inhibiteurs calciques

Dans les formes insipiens de la maladie, on peut espérer un grand bénéfice thérapeutique des médications vasodilatatrices, notamment des calcium-bloqueurs [11].

8.2.3. Glucocorticoïdes (GC)

Le traitement de l'hyperaldostéronisme familial type 1 de Gordan repose sur l'administration de faibles doses de GC afin de normaliser la PA et la kaliémie. Il est préférable d'utiliser des GC qui ont une demi-vie plus longue que l'hydrocortisone tels que la prédnisone ou la DXM. Ces GC doivent être pris le soir au coucher pour supprimer la sécrétion d'ACTH. Les doses efficaces les plus faibles doivent être privilégiées. Ainsi la dose de départ pour la DXM est de 0,125 à 0,25 mg par jour et de 2,5 à 5 mg par jour pour la prédnisone [41, 120, 175, 179].

9. RESULTATS ET SURVEILLANCE DU TRAITEMENT :

9.1. Patients opérés

Habituellement, la surrénalectomie laparoscopique unilatérale est suivie d'une amélioration significative des chiffres tensionnels, d'une normalisation rapide de la kaliémie et de l'hyperaldostéronémie dans plus de 90% des cas [3, 180-182]. Dans ces cas, les antagonistes des récepteurs minéralocorticoïdes doivent être arrêtés et une diminution du traitement antihypertenseur est préconisée en cas d'amélioration des chiffres tensionnels.

Cependant, l'HTA n'est guérie que dans 33 à 60% des cas [11, 16, 39, 41, 74, 94, 181,182]. Généralement, une période de 1 à 6 mois est nécessaire pour une normalisation de la PA [17, 41, 175]. Chez certains patients, elle peut aller jusqu'à plus de 1 an.

Dans notre série et en postopératoire, on a constaté une normalisation de l'HTA dans seulement 5,55% et une amélioration dans 72,72%.

La persistance d'une HTA après surrénalectomie est liée à l'âge > 55 ans, à l'ancienneté de l'HTA, à la présence d'antécédents familiaux d'HTA ou d'une autre cause d'HTA secondaire, à la méconnaissance d'une forme bilatérale, aux altérations vasculaires fixées et à la coexistence d'une HTA essentielle [8, 17, 39, 55, 41, 76]. En effet, un tiers des patients ayant un HAP ont une HTA essentielle [183].

Une période de 12 mois est nécessaire pour une diminution de la masse ventriculaire gauche liée à l'excès d'aldostérone [76, 184].

Le contrôle du bilan hormonal doit être pratiqué dans les 48 heures qui suivent l'intervention pour confirmer la guérison biochimique.

Aucun patient dans notre étude n'avait un contrôle hormonal en post opératoire.

La kaliémie doit être dosée en postopératoire puis une fois par semaine pendant 4 semaines.

De plus, durant les premières semaines, un régime riche en sodium est recommandé afin d'éviter le risque d'hyperkaliémie secondaire à l'hypoaldostéronisme postopératoire. Dans certains cas, l'administration transitoire de fludrocortisone est nécessaire [17, 41, 185].

Des facteurs prédictifs de l'efficacité du geste opératoire sont identifiés [39, 41, 20, 175, 182, 186]:

- ❖ Absence d'histoire familiale d'HTA.
- ❖ Age jeune (moins de 50–55 ans),
- ❖ Sexe féminin
- ❖ Apparition récente de l'HTA (< 5 ans)
- ❖ La non sévérité de l'hypersécrétion hormonale préopératoire et notamment les taux d'aldostéronurie des 24 heures et le RAR
- ❖ Utilisation demoins de 3 antihypertenseurs en préopératoire
- ❖ Caractère unilatéral d'hyperaldostéronisme démontré au KTVS
- ❖ La bonne réponse à la spironolactone en monothérapie
- ❖ Le délai entre l'apparition de l'HTA et la prise en charge d'HAP

9.2. Patients non opérés

La kaliémie, la créatininémie et la mesure de la PA doivent être fréquemment surveillées durant les 4 à 6 premières semaines de traitement médical notamment chez les patients diabétique ou ayant une insuffisance rénale.

Les modalités et la fréquence de la surveillance ultérieures sont dictées par l'évolution clinique et biologique.

Ainsi, si la tension artérielle est stabilisée, un bilan annuel comprenant la mesure de l'ionogramme, de la glycémie, de la fonction rénale, et de l'ARP apparait suffisant.

En l'absence de nodule initialement détecté, il n'est pas nécessaire de répéter les explorations morphologiques. En revanche, en cas de formation uni ou bilatérale, il est habituel d'effectuer une surveillance tomodensitométrique progressivement espacée par exemple après 6 mois, un an, puis 2 à 3 ans [11]. Des examens morphologiques ultérieurs pourraient être envisagés s'il est constaté une déstabilisation tensionnelle ou si on évoque à nouveau le principe d'une intervention chirurgicale.

CONCLUSION

Conclusion

L'HAP est l'une des rares causes curables d'HTA. Il correspond à l'association d'une HTA quasi toujours présente, d'une hypokaliémie moins constante, d'un taux bas de rénine plasmatique et d'une élévation du taux d'AP ou d'une inflation de son élimination urinaire.

La prévalence de l'HAP était initialement faible, de l'ordre de 1% des patients hypertendus. Cependant, des études plus récentes ont revu ce chiffre à la hausse, érigeant l'HAP comme la cause la plus fréquente d'HTA secondaire. Ainsi, la prévalence actuelle est estimée à 10 à 14 % des patients hypertendus non sélectionnés.

Ce syndrome décrit pour la première fois par Conn en 1955 pose toujours de nombreux problèmes de prise en charge tant au niveau diagnostique que thérapeutique.

L'absence de stratégie bien codifiée concernant le diagnostic positif et la prise en charge, que nos patients suspects ou présentant un HAP se heurte aussi nous a incité à entreprendre cette étude rétrospective. Elle a concerné 38 patients présentant un HAP, colligés dans le service d'endocrinologie et de diabétologie, de l'hôpital Hédi Chaker de Sfax sur une période de 13 ans.

L'objectif de notre étude est de :

- ❖ Identifier les critères diagnostiques de l'HAP les plus pertinents
- ❖ Préciser l'intérêt et l'apport des différentes explorations hormonales et morphologiques dans le diagnostic étiologique
- ❖ Déterminer la fréquence des principales étiologies de l'HAP
- ❖ Etablir une stratégie de prise en charge thérapeutique
- ❖ Identifier les paramètres prédictifs de la bonne réponse thérapeutique

Nos patients se répartissent en 21 hommes et 17 femmes. L'âge moyen de nos patients estde 56,13 ans (extrêmes : 29-82). Nos patients ont des antécédents familiaux d'HTA dans 81,6% des cas, de diabète type 2 dans 71% des cas et de maladies cardiovasculaires dans 39,5% des cas.

Quinze de nos patients sont diabétiques, 10 ont une dyslipidémie, 1 a une sténose de l'artère rénale et 2 ont un syndrome d'apnée de sommeil.

La circonstance de découverte la plus fréquente estune HTA associée à une hypokaliémie dans 52,6%. Les autres circonstances sont représentées par un incidentalome surrénalien dans 31,6% et une HTA réfractaire dans 15,8%.

L'indice de masse corporelle moyen de nos patients est de 29,9 kg/m^2 (extrêmes: 20,7-52). L'obésité est recensée dans 44,7% des cas et la surcharge pondérale dans 36,8% des cas. Le tour de taille moyen est de 102 cm (extrêmes : 58-126) et une répartition androïde de la graisse est retrouvée dans 60,52% des cas.

L'ancienneté de l'HTA est précisée dans 37 cas. Elle est en moyenne de 8,9 ans (extrêmes : 1mois-33 ans). L'HTA est récente (< 5 ans) dans la moitié des cas (14cas) et est ancienne (>15 ans) dans 9 cas.

La tension artérielle systolique moyenne est de 156,9 mmHg (extrêmes : 110- 200). Elle est supérieure ou égale à 180 mmHg dans 9 cas soit 23,6%. La tension artérielle diastolique moyenne est de 86,4 mmHg (extrêmes : 60 - 120). Elle est supérieure ou égale à 110 mmHg dans 4 cas soit 10,5%.

Cette HTA est compliquée d'hypertrophie ventriculaire gauche dans 3 cas, rétinopathie hypertensive dans 5 cas, de microalbuminurie dans 5 cas, de macroproteinurie dans 8 cas et d'une insuffisance rénale dans 10 cas dont 6 connus et suivis et 4 de primo-découverte.

Le traitement antihypertenseur a consisté en une monothérapie dans 18,4%, une bithérapie dans 21,1%, une trithérapie dans 21,1%, une quadrithérapie dans 21,1%, une pentathérapie dans 7,9% et une héxathérapie dans 7,9%. Enfin, un seul patient (2 ,6%) ne reçoit pas de traitement antihypertenseur.

Les manifestations cliniques de l'hypokaliémie sont dominées par l'asthénie physique retrouvée dans 44,7%, les paresthésies dans 36,8% des cas, les crampes musculaires dans 18,4% des cas et le syndrome polyuropolydipsique dans 15,8% des cas.

L'exploration biologique de nos patients a conclu à une natrémie moyenne de 140,8 mmol/l (extrêmes de 136 à 147) et à une kaliémie moyenne de 3,23 mmol/l (extrêmes : 1,09 - 5). La kaliémie est inférieure ou égale à 3,6 mmol/l dans 76,3% des cas. Une alcalose est relevée dans 47,36%.

La kaliurèse moyenne est de 58,92 mmol/24h (extrêmes :16,35- 94) et est supérieure à 30 mmol/24h dans 86,8%.

Dans notre étude, la prévalence des troubles de la tolérance glucidique est de 71,05% [22 diabétiques dont 7 de primo-découverte et 5 cas d'intolérance aux hydrates de carbone].

Le bilan hormonal de base incluant le dosage de l'aldostérone plasmatique (AP), la rénine active (RA) en position couchée et le rapport aldostérone/ rénine active (RAR) a relevé:

- ❖ L'association d'un taux élevé d'AP avec une RA freinée dans 22 cas (57,9%).
- ❖ L'association d'une AP élevée avec une RA normale dans 2 cas (5,3 %).
- ❖ L'association d'une AP normale avec une RA basse et un RAR supérieur à 23 chez 14 patients (36,8%).

Le RAR est calculé chez tous les patients, il est supérieur à 23 dans tous les cas. Le RAR moyen est à 193,9 (extrêmes : 23 - 2492).

Une fois le diagnostic de l'HAP est établi et à la recherche de l'étiologie, on a complété par l'exploration radiologique.

Conclusion

La TDM surrénalienne a montré un nodule surrénalien unilatéral dans 55,55% des cas, une HBS dans 5,55% des cas, une hyperplasie nodulaire bilatérale dans 25% des cas, une hyperplasie de la surrénale gauche sans individualisation de nodules dans 2,77% des cas. Par ailleurs, elle est normale dans 11,11%.

L'IRM surrénalienne pratiquée pour 1 seul patient ayant une insuffisance rénale a objectivé une tumeur surrénalienne gauche.

La scintigraphie surrénalienne à l'iodo-cholestérol a contribué au diagnostic étiologique dans notre série. En effet, elle est concordante avec le diagnostic définitif dans 3 cas/4.

Le cathétérisme des veines surrénaliennes qui constitue le gold standard pour le diagnostic étiologique de l'HAP n'est pas réalisé chez nos patients vu sa non disponibilité.

Au terme de l'enquête étiologique, nous avons colligé 20 cas d'adénome de Conn, 16 cas d'hyperplasie bilatérale des surrénales et 1 cas d'hyperplasie unilatérale de la surrénale.

A la recherche de facteurs orientant vers l'étiologie de l'HAP, nous avons subdivisé nos patients en 2 groupes: G1 : 20 patients ayant un adénome de Conn et G2 : 16 patients ayant une hyperplasie bilatérale des surrénales. L'analyse statistique entre ces deux groupes n'a pas objectivé de différences significatives concernant les données épidémiologiques, cliniques et hormonales.

Egalement, nous avons essayé de dégager les caractéristiques des patients ayant un syndrome métabolique. Dans notre série, 27 patients ont un syndrome métabolique. Le poids, le tour de taille et l'IMC sont significativement plus élevés chez les patients ayant un syndrome métabolique.

Les triglycérides sont significativement plus élevés chez ces patients avec une p de 0,004.

L'aldostéronémie est moins élevée 204,25 vs 319,79 pg/ml (p=0,098), la rénine active moins freinée 3,34 vs 2,08 pg/ml (p=0,047) et le rapport aldostérone plasmatisque/rénine active est significativement moins élevé chez les patients ayant un syndrome métabolique.

Sur le plan thérapeutique, la surrénalectomie unilatérale par voie lombaire postérieure a concerné tous les patients chez lesquels le diagnostic d'adénome de Conn est retenu sauf un qui a refusé la chirurgie et un autre qui estperdu de vue après le diagnostic.

Le traitement par la spironolactone a intéressé 15 cas d'hyperplasie bilatérale des surrénales, 1 cas d'adénome de Connet le patient ayant une hyperplasie unilatérale des surrénales.

Concernant l'évolution post opératoire, la majorité de nos patients ont amélioré leurs chiffres tensionnels (72,22%). Tous les patients ont normalisé leur kaliémie.

Durant un suivi moyen de 5,3 ans nous n'avons observé aucun cas d'aggravation de l'HTA ou de récidive de l'hypokaliémie.

Les 15 patients présentant une hyperplasie bilatérale des surrénales ont amélioré leur TA sous antialdostérone. Par contre chez le patient ayant une hyperplasie unilatérale des surrénales, l'introduction de l'Aldactone® a permis d'améliorer les chiffres tensionnels et d'arrêter les autres antihypertenseurs. Enfin, chez le patient ayant un adénome de Conn les chiffres tensionnels persistent élevés malgré l'adjonction de la spironolactone.

La kaliémie est normalisée dans tous les cas sous spironolactone sans recours au KCl sauf dans le cas de l'ACo non opéré.

Conclusion

Au terme de ce travail, il nous parait important de rappeler que l'HAP est une cause fréquente et potentiellement curable d'HTA secondaire. Que les patients atteints d'HAP ont un risque cardiovasculaire plus élevé que les patients ayant une HTA essentielle du même âge, du même sexe et du même niveau tensionnel. Il est donc essentiel d'élargir le spectre de dépistage de l'HAP. Ainsi nous insistons sur la nécessité de rechercher un HAP chez les sujets hypertendus qui présentent en plus des critères classiques de suspicion de l'HAP :

- ❖ Une asthénie ou un SPUPD dans un contexte d'HTA et hypokaliémie
- ❖ Un retentissement cardiovasculaire et cérébral marqué disproportionnel à la sévérité de l'HTA
- ❖ L'association d'une HTA mal contrôlée à un syndrome métabolique
- ❖ Patients jeunes en surpoids ou obèses ayant une HTA.
- ❖ Patients hypertendus ayant un syndrome d'apnée du sommeil
- ❖ Une hypokaliémie par perte rénale confirmée même sans HTA

Cet élargissement des critères de sélection de l'HAP au sein de la population hypertendue vise à augmenter le nombre de cas diagnostiqués qui va conduire ainsi à l'instauration d'un traitement spécifique permettant d'éliminer sinon de bloquer les effets néfastes de l'excès d'aldostérone.

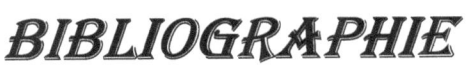
BIBLIOGRAPHIE

Bibliographie

1. Vesin C, Nana A, Manzo-Silberman S, Lieber A, Safar M, Blacher J. Hypertensions artérielles secondaires d'origine surrénalienne: syndrome de Conn, de Cushing et autres entités. Encycl Med Chir Cardiologie 2009 ;11-301-F-10.

2. Oliver C. Hyperaldostéronisme primaire. Encycl Med Chir Traité de Médecine Akos 2009 ;3-0570.

3. Amar L, Lepoutre C, Bobrie G, Plouin PF. Endocrine hypertension. Rev Med Interne 2010;31:697-704.

4. Fagugli RM, Taglioni C. Changes in the perceived epidemiology of primary hyperaldosteronism. Int J Hypertens 2011;2011:162804.

5. Mulatero P, Stowasser M, Loh KC, Fardella CE, Gordon RD, Mosso L, et al. Increased diagnosis of primary aldosteronism, including surgically correctable forms, in centers from five continents. J Clin Endocrinol Metab 2004;89:1045-1050

6. Mulatero P, Bertello C, Verhovez A, Rossato D, Giraudo G, Mengozzi G, et al. Differential diagnosis of primary aldosteronism subtypes. Curr Hypertens Rep 2009;11:217-223.

7. Ambroisine ML, Milliez P, Nehme J, Pasquier AL, De Angelis N, Mansier P, et al. Aldosterone and anti-aldosterone effects in cardiovascular diseases and diabetic nephropathy. Diabetes Metab 2004;30:311-318.

8. Blanchard A, Fabien G, Paillard M. Primary hyperaldosteronism: pathophysiology, investigation and treatment. Sang Thrombose Vaisseaux 2002;14: 455-465.

9. Nesovic M, Zarkovic M, Ciric J, Stojanovic M, Delic D. The circadian rhythm of serum aldosterone in the diagnosis of primary aldosteronism. Srp Arh Celak Lek 1995 ; 123: 65-7.

10. Campoy JMG, Romero JC, Knox FG. Escape from the sodium-retaining effects of mineral corticoids: role of ANF and intra renal hormone systems. Kidney international 1989; 35: 767-777.

11. Wémeau JL, Mounier-Vehier C, Carnaille B, Douillard C. Hyperaldostéronismes primaires : du diagnostic au traitement. Press Med 2009 ;38 :633-642.

12. Chauveau D, Tricot L. Hypertension d'origine endocrinienne. Encycl Med Chir Endocrinologie-Nutrition 2003;10-015-B-60.

13. Rocha R, Rudolph AE, Frierdich GE , Nachowiak DA, Kekec BK, Blomme EAG et al. Aldosterone induces a vascular inflammatory phenotype in the rate heart. Am J Physiol Heart Circ Physiol 2002; 283: H1802-H1810.

14. Milliez P, Girerd X, Plouin PF, Blacher J, Safar ME, Mourad JJ. Evidence for an increased rate of cardiovascular events in patients with primary aldosteronism. J Am Coll Cardiol 2005;45: 1243-1248.

Bibliographie

15. Guidelines for the management of arterial hypertension: The Task Force for the Management of Arterial Hypertension of the European Society of Hypertension (ESH) and of the European Society of Cardiology (ESC). Eur Heart J 2007; 28:1462-536.

16. Mongiat-Artus P, Miquel C, Meria P, Hernigou A, Duclos J M. Tumeurs sécrétantes de la corticosurrénale. Annales d'urologie 2004 ;38 :148-72.

17. Young WF. Primary aldosteronism: renaissance of a syndrome. Clinical Endocrinology 2007; 30: 607-618.

18. Cailar G. Conséquences cardiaques de l'hyperaldostéronisme primaire. Annales de cardiologie et d'angéologie 2004 ;53 : 147-149.

19. Catena C, Colussi G, Nadalini E, Chiuch A, Baroselli S, Lapenna R et al. Cardiovascular outcomes in patients with primary aldosteronism after treatment. Arch Intern Med 2008;168:80-5.

20. Mattson C, Young WF. Primary aldosteronism : diagnostic and treatment strategies. Nature Clinical Practice Nephrology 2006; 2: 198-208.

21. Rossi GP, Seccia TM, Pessina AC. Primary aldosteronism-part I: prevalence, screening, and selection of cases for adrenal vein sampling. J Nephrol 2008;21:447-454.

22. Ronconi V, Giaccheti G, Boscaro M. Endocrinology of aldosterone. Ital Heart J 2005; 5S-15S.

23. Gary SF, Tang WHW. Primary aldosteronism may raise risk of cardiovascular events. J Am Coll Cardio 2005;45: 1243-1250.

24. Yoshimoto T, Hirata Y. Aldosterone as a cardiovascular risk hormone. Endocr J 2007;54:359-370.

25. Newman KP, Neal MT, Roberts M, Goodwin KD, Hatcher EA, Bhattacharya SK. The importance of lost minerals in heart failure. Cardiovasc Hematol Agents Med Chem 2007; 5: 295-299.

26. Funder JW. The role of aldosterone and mineralocorticoid receptors in cardiovascular disease. Am J Cardiovasc Drugs 2007; 7: 151-157.

27. Strauch B, Petrak O, Wicheterle D, Zelinka T, Holaj R, Widimský J Jr. Increased arterial wall stiffness in primary aldosteronism in comparison with essential hypertension. Am J Hypertens 2006;19:909-914.

28. Martinez-Aguayo A, Carvajal CA, Campino C, Aglony M, Bolte L, Garcia H, et al. Primary aldosteronism and its impact on the generation of arterial hypertension, endothelial injury and oxidative stress. J Pediatr Endocrinol Metab 2010;23:323-30.

29. Tartière JM, Kesri L, Mourad JJ, Safar M. , Blacher J. Hyperaldostéronisme primaire : Un facteur de dissection aortique ? Journal de Maladies Vasculaires 2003 ; 28 :185-189.

Bibliographie

30. Rossi GP. A comprehensive review of the clinical aspects of primary aldosteronism. Nat Rev Endocrinol 2011; 24:485-495.

31. Nishimura M, Uzu T, Fujii T, Kuroda S, Nakamura S, Inenaga T, et al. Cardiovascular complications in patients with primary aldosteronism. Am. J. Kidney Dis 1999; 33: 261–266.

32. Wu VC, Yang SY, Lin JW, Cheng BW, Kuo CC, Tsai CT, et al. Kidney impairment in primary aldosteronism. Clin Chim Acta 2011;412:1319-25.

33. Sechi LA, Colussi G, Di Fabio A, Catena C. Cardiovascular and renal damage in primary aldosteronism: outcomes after treatment. Am J Hypertens2010;23:1253-60.

34. Ribstein J, Cailar GD, Fesler P, Mimran A. Relative glomerular hyperfiltration in primary aldosteronism. J Am Soc Nephrol 2005; 16: 1320-5.

35. Kuo CC, Wu VC, Huang CC, et al. Renal hyperfiltration in primary aldosteronism- a meta analysis. J Clin Hypertens (Greenwich) 2009;11:400.

36. Alberti KG, Zimmet PZ: Definition, diagnosis and classification of diabetes mellitus and its complications: diagnosis and classification of diabetes mellitus: provisional report of a WHO consultation. Diabet Med 1998;15:539–553.

37. Agence Française de Sécurité Sanitaire des Produits de Sante. AFSSAPS guidelines for the treatment of dyslipidemia. Rev Prat 2005;55:1788-93.

38. Stone NJ, Bilek S, Rosenbaum S. Recent National Cholesterol Education Program Adult Treatment Panel III update: adjustments and options. Am J Cardiol 2005;96:53E-59E.

39. Maiter D. L'hyperaldostéronisme primaire: une cause fréquente d'hypertension artérielle? Louvain Med 2007,3 :S14-20.

40. Umpierrez GE, Cantey P, Smiley D, Palacio A, Temponi D, Luster K, et al. Primary aldosteronism in diabetic subjects with resistant hypertension. Diabetes Care 2007;30:1699-1703.

41. Funder JW, Carey RM, Fardella C, Gomez-Sanchez C, Mantero F, Stowasser M et al. Case detection, diagnosis, and treatment of patients with primary aldosteronism: an endocrine society clinical practice guideline. J Clin Endocrinol Metab 2008; 93:3266-3281.

42. Champagne MJ. Hyperaldosteronism primaire. Ann Biol Qué 2003;40:15-20.

43. Schupp N, Queisser N, Wolf M, Kolkhof P, Bärfacker L, Schäfer S et al. Aldosterone causes DNA strand breaks and chromosomal damage in renal cells, which are prevented by mineralocorticoid receptor antagonists. Horm Metab Res 2010; 42: 458-465.

44. Ganguly A. Primary aldosteronism. N Engl J Med 1998; 339:1828-1834.

Bibliographie

45. Fishman LM, Küchel O, Liddle GW, Michelakis AM, Gordon RD, Chick WT. Incidence of primary aldosteronism uncomplicated "essential" hypertension. A prospective study with elevated aldosterone secretion and suppressed plasma renin activity used as diagnostic criteria. Journal of the American Medical Association 1968;205:497–502.

46. Kaplan NM. Commentary on incidence of primary aldosteronism: current estimations based on objective data. Archives of Internal Medicine 1969;123:152–154.

47. Gallay BJ. Screening for primary aldosteronism without discontinuing hypertensive medications: plasma aldosterone-renin ratio. American Journal of Kidney Diseases 2001;37:699–705.

48. Strauch B, Zelinka T, Hampf M, Bernhardt R, Widimsky J Jr. Prevalence of primary aldosteronism in moderate to severe hypertension in the Central Europe region. Journal of Human Hypertension 2003;17:349–352.

49. Di Murro A, Petramala L, Cotesta D, Zinnamosca L, Crescenzi E, Marinelli C et al. Renin-angiotensin-aldosterone system in patients with sleep apnoea: prevalence of primary aldosteronism.J Renin AngiotensinAldosterone syst 2010;11:165–172.

50. Mukherjee JJ, Khoo CM, Thai AC, Chionh SB, Pin L, Lee KO. Type 2 diabetic patients with resistant hypertension should be screened for primary aldosteronism. Diabetes and Vascular Disease Research 2010;7:6–13.

51. Joanna A. Matrozova, Sabina Z. Zacharieva, Georgi G. KirilovetMihail A. Boyanov.Prevalence of primary aldosteronism among bulgarian hypertensive patients. Cent. Eur. J. Med 2010; 5: 399-405.

52. Conn JW. "The evolution of primary aldosteronism: 1954–1967" Harvey Lectures 1966; 62: 257–291.

53. Gordon RD, Ziesak MD, Tunny TJ, Stowasser M, Klemm SA. Evidence that primary aldosteronism may not be uncommon: 12% incidence among antihypertensive drug trial volunteers. Clin Exp Pharmacol Physiol 1993;20: 296-8.

54. Gordon RD, Stowasser M, Tunny TJ, Klemm SA, Rutherford JC.High prevalence in primary aldosteronism in 199 patients referred with hypertension. Clin Exp Pharmacol Physiol. 1994 ;21:315-8.

55. Fardella CE, Mosso L, Gómez-Sánchez C, Cortés P, Soto J, Gómez L et al. Primary hyperaldosteronism in essential hypertensives: prevalence, biochemical profile, and molecular biology. J Clin Endocrinol Metab 2000;85:1863-7.

56. Newton-Cheh C, Guo CY, Gona P, Larson MG, Benjamin EJ, Wang TJ et al. Clinical and genetic correlates of aldosterone-to-renin ratio and relations to blood pressure in a community sample. Hypertension 2007 ;49:846-56.

57. Olivieri O, Ciacciarelli A, Signorelli D, Pizzolo F, Guarini P, Pavan C, et al. Aldosterone to Renin ratio in a primary care setting: the Bussolengo study. J Clin Endocrinol Metab 2004;89 : 4221-6.

Bibliographie

58. Rossi GP, Bernini G, Caliumi C, Desideri G, Fabris B, Ferri C et al. A prospective study of the prevalence of primary aldosteronism in 1,125 hypertensive patients. J Am Coll Cardiol. 2006;48:2293-300.

59. Williams JS, Williams GH, Raji A, Jeunemaitre X, Brown NJ, Hopkins PN, et al. Prevalence of primary hyperaldosteronism in mild to moderate hypertension without hypokalaemia. J Hum Hypertens 2006; 20:129-36.

60. Calhoun DA, Nishizaka MK, Zaman MA, Thakkar RB, Weissmann P. Hyperaldosteronism among black and white subjects with resistant hypertension. Hypertension 2002; 40:892–896.

61. Gallay BJ. Screening for primary aldosteronism without discontinuing hypertensive medications: plasma aldosteronerenin ratio. American Journal of Kidney Diseases 2001; 37: 699–705.

62. Médeau V, Moreau F, Trinquart L, Clemessy M, Wémeau JL, Vantyghem MC et al. Clinical and biochemical characteristics of normotensive patients with primary aldosteronism : a comparison with hypertensive cases. Clinical Endocrinology 2008; 69:20-28.

63. Ferris JB, Brown JJ, Fraser R, Lever AF, Robertson JI. Primay aldosteronism. Clin Endocrinol Metab 1981; 10:419-452.

64. Rmadi S. Stratégies de prise en charge diagnostique et thérapeutique de l'hyperaldostéronisme primaire. Thèse en Médecine Tunis 2009 : n° 32-09.

65. Jabeur S. Modalités diagnostiques et thérapeutiques de l'hyperaldostéronisme primaire.Thèse en Médecine Tunis 2011.

66. Young WF. Primary aldosteronism changing concepts in diagnostic and treatment. Endocrinology 2003; 144:2208-2213.

67. Dewez JE, Bachy A. A case of primary aldosteronism in childhood. Arch Pediatr 2009;16:37-40.

68. Roberto F, Preti P, Zoppi A, Rinaldi A, Fogari E, Mugellini A. Prevalence of primary aldosteronism among unselective hypertensive patients: a prospective study based on the use of an aldosterone/renin above 25 as screening test.Hypertens Res 2007;30:111-7.

69. Yahyaoui R. HYperaldosteronisme primaire: à propos de 18 cas. Thèse en Médecine Tunis 2003 : n°195-03.

70. Catena C, Colussi G, Nadalini E, Chiuch A, Baroselli S, Lapenna R, et al. Relationships of plasma renin levels with renal function in patients with primary aldosteronism. Clin J Am Soc Nephrol 2007; 2:722-731.

71. Fazaa S. Hypertension artérielle surrénalienne. Thèse en Médecine Tunis 2005: n°2049-05.

Bibliographie

72. Bettaibi H. Hyperaldostéronisme primaire : à propos de 13 cas. Thèse en Médecine Tunis 2008: n°91-08.

73. Rossi GP. Does primary aldosteronism exist in normotensive and mildly hypertensive patients, and should we look for it? Hypertension Research 2011; 34: 43–46.

74. Herpin D, Sosner P, Amar J, Chamontin B. Investigation of hyperaldosteronism in the hypertensive patient. Why? When? How?. Arch Mal Coeur Vaiss 2003;96:37-42.

75. Gordan RD. Primary aldosteronism – actual epidemics or false alarm? Arq Bras Endocrinol Metabol 2004;48:666-673.

76. Young WF Jr. Primary aldosteronism-treatment options. Growth Horm IGF Res 2003;13:S102-S108.

77. Girerd X. Hypertension artérielle par hyperaldostéronisme primaire. Rev Med Suisse 2008;4:1924-1926.

78. Amar L, Plouin PF, Steichen O. Aldosterone-producing adenoma and other surgically correctable forms of primary aldosteronism. Orphanet J Rare Dis 2010; 5: 9.

79. Conn JW, Knopf RF, Nesbit RM. Clinical characteristics of primary aldosteronism from analysis of 145 cases. Am J Surg 1976;107:159-172.

80. Mourad JJ, Milliez P, Blacher J, Safar M, Girerd X. Tétraparésie réversible et rhabdomyolyse révélatrice d'un adénome de Conn. Rev Med Interne 1998 ; 19 : 203-205.

81. Salvador M, Didier J, Guittard J. L'électrocardiogramme des hyperaldostéronismes primaires et idiopathiques. Rev Med Interne 1981; 2 :109-113.

82. Douma S, Petidis K, Doumas M, Papaefthimiou P, Triantafyllou A, Kartali N et al. Prevalence of primary aldosteronism in resistant hypertension: a retrospective observational study. Lancet 2008;371:1921-1926.

83. Gallego S, Covarsí A, Luengo J, González P, Suárez MA, Novillo R. Our experience in primary aldosteronism. Nefrologia 2007;27:704-709.

84. Jansen PM, Boomsma F, Meiracker AH. Aldosterone-to-renin ratio as a screening test for primary aldosteronism- the Dutch ARRAT Study. Neth J of Med 2008;66:220-228.

85. Rossi GP, Bernini G, Desideri G, Fabris B, Ferri C, Giacchetti G, et al. Renal damage in primary aldosteronism: results of the PAPY Study. Hypertension 2006 ; 48:232–8.

86. Catena C, Lapenna R, Baroselli S, Nadalini E, Colussi G, Novello M, et al. Insulin sensitivity in patients with primary aldosteronism: a follow-up study. J Clin Endocrinol Metab 2006;91:3457-63.

Bibliographie

87. Krug AW, Ehrhart-Bornstein M. Aldosterone and metabolic syndrome: is increased aldosterone in metabolic Syndrome patients an additional risk factor? hypertension 2008; 51:1252-8.

88. Fallo F, Della Mea P, Sonino N, Bertello C, Ermani M, Vettor R, et al. Adiponectin and insulin sensitivity in primary aldosteronism. Am J Hypertens 2007; 20:855-861.

89. Masso LM, Carvajal CA, Maiz A, Ortiz EH, Castillo CR, Artigas RA et al. A possible association between primary aldosteronism and lower beta cell function. J Hypertens 2007;25:2125-2130.

90. Colussi G, Catena C, Lapenna R, Nadalini E, Chiuch A, Sechi LA. Insulin resistance and hyperinsulinemia are related to plasma Aldosterone levels in hypertensive patients. Diabetes care 2007;30:2349-2354.

91. Giacchetti G, Sechi LA. The reni-angiotensine-aldosterone system, glucose metabolism and diabetes.Trends Endocrinol Metab 2005;16:120-126.

92. Rossi E, Sani C, Perazzoli F, Casoli MC, Negro A, Dotti C, et al. Alteration of calcium metabolism and of parathyroid function in primary aldosteronism, and their reversal by spironolactone or by surgical removal of aldosterone producing adenomas. Am J Hypertens 1995; 8:884-893.

93. Rossi GP, Pessina AC, Heagerty AM. Primary aldosteronism: an update on screening, diagnosis and treatment. J Hypertens 2008 ; 4:613-21.

94. Amar L, Roqueplo G, Hernigou A, Plouin PF; Hyperaldostéronisme primaire. Encycl Med Chir Endocrinologie - Nutrtion 2007 ; 10-015 –B-30.

95. Lepoutre-Lussey C, Gimenez-Roqueplo AP, Leviel F, Plouin PF. Physiologie et méthodes d'exploration du système rénine-angiotensine-aldostérone. Encycl Med Chir 2007; 10-014. B-20.

96. Unger N, Lopez Schmidt I, Pitt C, Walz MK, Philipp T, Mann K, et al. Comparison of active renin concentration and plasma renin activity for the diagnosis of primary hyperaldosteronism in patients with an adrenal mass. Eur J Endocrinol 2004;150:517-23.

97. Valabhji J, Donovan J, Kyd PA, Schachter M, Elkeles RS. The relationship between active renin concentration and plasma renin activity in Type 1 diabetes. Diabetic Medicine 2001;18:451–458.

98. Tiu SC, Choi CH, Shek CC, Ng YW, Chan FK, Ng CM, et al. The use of aldosterone renin ratio as a diagnostic test for primary hyperaldosteronism and its test characteristics under different conditions of blood sampling. The Journal of Clinical Endocrinology and Metabolism 2005; 90: 72-78.

99. Schirpenbach C,Reincke M. Screening for primary aldosteronism. Best Pract Res Clin Endocrinol Metab. 2006; 20:369-84.

Bibliographie

100. Hiramatsu K, Yamada T, Yukimura Y, Komiya I, Ichikawa K, Ishihara M, et al. A screening test to identify aldosterone-producing adenoma by measuring plasma renin activity. Arch of Intern Med 1981; 141: 1589-1593.

101. Seiler L, Rump LC, Schulte-Mönting J, Slawik M, Borm K, Pavenstädt H, et al. Diagnosis of primary aldosteronism: value of different screening parameters and influence of antihypertensive medication. Eur J Endocrinol 2004; 150 : 329-337.

102. Montari VM, Young WF Jr. Use of plasma aldosterone concentration-to-plasma renine activity ratio as a screening test for primary aldosteronism. A systematic review of the littérature. Endocrinol Metab Clin North Am 2002; 31 : 619-32.

103. Massien-Simon C, Battaglia C, Chatellier G, Guyene TT, Duclos JM, Plouin PF. Conn's adenoma. Diagnostic and prognostic value of the measurement of postassium, renin, aldosterone levels and the aldosterone/renin ratio. Press Med 1995; 24: 1238-42.

104. Cottin Y, Molins G, Soula G, Dufour L. L'hyperaldostéronisme primaire : nouvelles recommandations de la Société d'endocrinologie. Consensus Cardio n° 53 – 2009.http://www.consensus-online.fr/spip.php?article492.

105. Wémeau JL, Douillard C, Vantyghem MC. Enquête étiologique des hyperaldostéronismes primaires. Rev Franç Endocrino Clin 1999; 40:163-180.

106. Schirpenbach C, Segmiller F, Diederich S, Hahner S, Lorenz R, Rump LC et al. The diagnosis and treatment of primary hyperaldosteronism in Germany: results on 555 patients from the German Conn Registry. Dtsch Arztebl Int 2009; 18: 305-11.

107. Satoh F, Morimoto R, Iwakura Y, Ono Y, Kudo M, Takase K, et al. Primary aldosteronism . A Japanese perspective. Rev Endocr Metab Disord 2011;1: 11–14.

108. Rayner B. Primary aldosteronism and aldosterone associated hypertension. J Clin Pathol 2008; 61: 825-831.

109. Mantero F, Mattarello MJ, Albiger NM. Detecting and treating primary aldosteronism. Exp Clin Endocrinol Diabetes 2007; 115:171-174.

110. Rossi GP, Belfiore A, Bernini G, Desideri G, Fabris B, Ferri C, et al. Comparison of the captoril and the saline infusion test for excluding aldosterone producing adenoma. Hypertension 2007; 50:424-31.

111. Mysliwiec J, Zukowski L, Grodzka A, Pilaszewicz A, Dragowski S, Górska M. Diagnostics of primary aldosteronism: is obligatory use of confirmatory tests justified?J Renin Angiotensin Aldosterone Syst;13:367-71.

112. Letavernier E, Peyrard S, Amar L, Zinzindohoue F, Fiquet B, Plouin PF. Blood pressure outcome of adrenalectomy in patients with primary hyperaldosteronism with or without unilateral adenoma. J Hypertens 2008; 26:1816-23.

113. Conn JW, Cohen EL, Rovner DR. Suppression of plasma renin activity in primary aldosteronism. Distinguishing primary from secondary aldosteronism in hypertensive disease. JAMA 1964;190:213-25.

114. Kaplan NM. Cautions over the current epidemic of primary aldosteronism. Lancet 2001;357:953-4.

115. Fontes RG, Kater CE, Biglieri EG, Irony I. Reassessment of the predictive value of the postural stimulation test in primary aldosteronism. Am J Hypertens 1991;4:786–91.

116. Schirpenbach C, Seiler L, Beuschlein F, Reincke M.Primary aldosteronism: Diagnosis and differential diagnosis.J Lab Med 2004; 28:135–143.

117. Magill SB, Raff H, Shaker JL, Brickner RC, Knechtges TE, Kehoe ME, et al. Comparison of adrenal vein sampling and computed tomography in the differentiation of primary aldosteronism. J Clin Endocrinol Metab 2001;86:1066-71.

118. Biglieri EG, SchambelanM. The significance of elevated levels of plasmahydroxycorticosterone in patientswith primary aldosteronism. J Clin Endocrinol Metab1979; 49:87–91.

119. Young Jr WF, Klee GG. Primary aldosteronism. Diagnostic evaluation.Endocrinol Metab Clin North Am 1988; 17:367–95.

120. Stowasser M, Gordan RD. Familial hyperaldosteronism. J Steroid Biochem Mol Biol 2001;78:215-29.

121. Melby JC. Primary aldosteronism. Kidney Int 1984 ; 26 : 769-78.

122. Plouin PF, Simon CM. Hyperaldostéronismes primaires. Rev Prat 1998 ; 48 :749-53.

123. Zarnegar R, Bloom AI, Lee J, Kerlan RK Jr, Wilson MW, Laberge JM, et al. Is Adrenal Venous sampling necessary in all patients with hyperaldosteronism before adrenalectomy? J Vasc Interv Radiol 2008 ; 19 : 66-71.

124. Chabbert V, Otal P, Amar J, Lannareix V, LemettreT, Canevet G et al. Tumeurs sécrétantes et hyperfonctionnement surrénaliens. Encycl Med Chir Radiodiagnostic V-Urologie-Gynécologie 2006 ; 34-540-A-20.

125. Leprat F, Puel FO, Laurent F. Etude comparative de la tomodensitométrie et de la scintigraphie au 19-noriodocholesterol. Presse Med 1997 ; 26 :1469-73.

126. Patel SM, Lingam RK, Beaconsfield TI, Tran TL, Brown B. Role of radiology in the management of primary aldosteronism. Radio Graphics 2007; 27:1145-57.

127. Abram M, Peltier P, Murat A, Chupin M, Dupas B, Gaillard F, et al. Place respective de la tomodensitométrie et de la scintigraphie au norcholestérol radiomarqué dans le diagnostic étiologique des hyperaldostéronismes primaires. Rev Med Interne 1993; 14 : 691-7.

128. Volpe C, Enberg U, Sjögren A, Wahrenberg H, Jacobsson H, Törring O, et al. The role of adrenal scintigraphy in the preoperative management of primary aldosteronism. Scand J Surg 2008;97:248-53.

Bibliographie

129. Espiner EA, Ross DG, Yandle TG, Richards AM, Hunt PJ. Predicting surgically remedial primary aldosteronism : role of adrenal scanning, posture test, and adrenal vein sampling. J Clin Endocrinol Metab 2003; 88:3637 -44.

130. White ML, Gauger PG, Doherty GM, Cho KJ, Thompson NW, Hammer GD, et al. The role of radiologic studies in the evaluation and management of primary aldosteronism. Surgery 2008; 144: 926 -33.

131. Young WF, Stanson AW, ThompsonGB, Grant CS, FarleyDR, van HeerdenJA. Role for adrenal venous sampling in primary aldosteronism. Surgery 2004 ; 136:1227–1235

132. Sarlon-Bartoli G, Michel N, Taieb D, Mancini J, Gonthier C, Silhol F, et al. Adrenal veinous sampling is crucial before an adrenalectomy whatever the adrenal-nodul size on computed tomography. J Hypertens 2011; 29: 1196-1202.

133. Daunt N. Adrenal vein sampling: how to make it quick, easy and successful. Radiographics 2005; 25 (suppl 1): S143-S158.

134. Stowasser M, Gordon RD, Rutherford JC, Nikwan NZ, Daunt N, Slater GJ. Diagnosis and management of primary aldosteronism. J Renin Angiotensin Aldosterone Syst 2001; 2 : 156-69.

135. Young WF Jr. Primary aldosteronism: management issues. Ann N Y Acad Sci 2002; 970 : 61-76.

136. Kahn SL, Angle JF. Adrenal vein sampling. Tech Vasc Interventional Rad 2010; 13: 110-125.

137. Rossi GP, Pitter G, Bernante P, Motta R, Feltrin G, Miotto D. Adrenal vein sampling for primary aldosteronism: the assessment of selectivity and lateralization of aldosterone excess baseline and after adrenocorticotropc hormone (ACTH) stimulation. J Hypertens 2008; 24: 371-379.

138. Burton TJ, Mackenzie IS, Balan K, Koo B, Bird N, Soloviev DV, et al. Evaluation of the sensitivity and specificity of (11)C-metomidate positron emission tomography (PET)-CT for lateralizing aldosterone secretion by Conn's adenomas. J Clin Endocrinol Metab 2012;97:100-9.

139. Baudoin B, Hamoir E, Defechereux, Meurisse M, Beckers A. Les hyperaldostéronismes primaires mise au point et traitement raisonnés. Rev Franç Endocrinol Clin 1997; 38 : 556-68.

140. Kaplan NM. The current epidemic of primary aldosteronism: causes and consequences. J Hypertens 2004;22:863-9.

141. Lim PO, Dow E, Brennan G, Jung RT, MacDonald TM. High prevalence of primary aldosteronism in the Tayside hypertension clinic population. J Hum Hypertens 2000;14:311-315.

Bibliographie

142. Karagiannis A, Tziomalos K, Dona K, Pyrpasopoulou A, Kartali N, Athyros V, et al. Bilateral renal artery stenosis and primary aldosteronism in a diabetic patient. Q J Med 2005; 98: 913-8.

143. Dosseh DE, Carnaille BM. Substratum anatomique dans l'hyperaldostéronisme primaire: des difficulties diagnostiques à la prise en charge thérapeutique. Ann Chir 2005 ; 130 : 430-2.

144. Ye P, Mariniello B, Mantero F, Shibata H, Rainey WE. G-protein-coupled receptors in aldosterone-producing adenomas: a potential cause of hyperaldosteronism. J Endocrinol 2007;195:39–48.

145. Gomez-Sanchez CE, Gomez-Sanchez EP. Aldosterone-producing adenomas: mining for genes. Hypertension 2010;55:1306 -7.

146. Adleff V, Rácz K, Szende B, Tóth M, Moldvay J, Varga I et al. Coexpression of p53 and tissue transglutaminase genes in human normal and pathologic adrenal tissues.J Steroid Biochem Mol Biol 1998; 66:27-33.

147. Gordon R, Klemm S, Tunny T, Stowasser M. Primary aldosteronism: hypertension with a genetic basis. Lancet 1992 ; 340 : 159-61.

148. Alexandre JH,Fraiolo JP, Sage M. Hyperaldosteronisme primaire à propos de 10 cas de tumeurs opérées. Ann Chirur 1982 ; 36 : 363-7.

149. Phillips JL, Walther MM, Pezzullo JC, Rayford W, Choyke PL, Berman AA, et al. Predictive value of preoperative tests in discriminating bilateral adrenal hyperplasia from an aldosterone-producing adenoma. J Clin Endocrinol Metab 2000 ; 85 : 4526-33.

150. Young WF Jr. Approach in the patient with hypertension and hypokaliemia. Rev Endocr Metab Disord 2007 ; 8: 309-20.

151. Goh BK, Tan YH, Chang KT, Eng PH, Yip SK, Cheng CW. Primary hyperaldosteronism secondary to unilateral adrenal hyperplasia : an unusual cause of surgically correctable hypertension. World J Surg 2007; 31: 72-9.

152. Wu VC, Chueh SC, Chang HW, Lin WC, Liu KL, Li HY, et al. Bilateral aldosterone producing adenoma: differentiation from bilateral adrenal hyperplasia. Q J M 2008; 101:13-22.

153. Katayama Y, Takata N, Tamura T, Yamamoto A, Hirata F, Yasuda H, et al. A case of primary aldosteronism due to unilateral adrenal hyperplasia. Hypetens Res 2005; 28: 379-84.

154. Pallauf A, Schirpenbach C, Zwermann O, Fischer E, Morak M, Holinski-Feder Eet al. The prevalence of familial hyperaldosteronism in apparently sporadic primary aldosteronism in Germany: a single center experience. Horm Metab Res 2012; 44:215-20.

Bibliographie

155. Gates LJ, Benjamin N, Haites NE, MacConnachie AA, McLay JS. Israndom screening of value in detecting glucocorticoid-remediable aldosteronism within a hypertensive population? J Hum Hypertens 2001; 15:173–176

156. Mosso L, Gomez-Sanchez CE, Foecking MF, Fardella C. Serum 18-hydroxycortisol in primary aldosteronism, hypertension, and normotensives. Hypertension 2001; 38: 688-91.

157. Rossi G, Boscaro M, Ronconi V, Funder JW. Aldosterone as a cardiovascular risk factor. Trends Endocrinol Metab 2005; 16: 104-7.

158. Dluhy RG, Lifton RF. Glucocorticoid-remediable aldosteronism. J Clin Endocrinol Metab 1999; 84: 4341–4344.

159. Fallo F, Pilon C, Williams TA, Sonino N, Morra Di Cella S, Veglio F, et al. Coexistence of different phenotypes in a family with glucocorticoid-remediable aldosteronism. J Hum Hypertens 2004;18:47-51.

160. So A, Duffy DL, Gordon RD, Jeske YW, Lin-Su K, New MI, et al. Familial hyperaldosteronism type II is linked to the chromosome 7p22 region but also shows predicted heterogeneity. J Hypertens 2005; 23:1477–1484.

161. Lafferty AR, Torpy DJ, StowasserM, Taymans SE, Lin JP, Huggard P, et al. A novel genetic locus for low renin hypertension: familial hyperaldosteronism type II maps to chromosome 7 (7p22). J Med Genet 2000; 37:831–835.

162. Sukor N, Mulatero P, Gordon RD, So A, Duffy D, Bertello C, et al. Further evidence for linkage of familial hyperaldosteronism type II at chromosome 7p22 in Italian as well as Australian and South American families. J Hypertens 2008;26:1577–82.

163. Stowasser M, Gordon RD. Primary aldosteronism: from genesis to genetics. Trends Endocrinol Metab 2003; 14:310–317.

164. Weiss LM, Medeiros LJ, Vickery AL. Pathologic features of prognosis significance in adrenocortical carcinoma. Am J surg Pathol 1989; 13:202-6.

165. Rakoto-Ratsimba HN, Razafimahandry HJC, Ravalisoa A, Ranaivozanany A. A case of huge adrenocortical carcinoma. Annales d'urologie 2003; 37:17-20.

166. Brandi ML, Gagel RF, Angeli A, Bilezikian JP, Beck-Peccoz P, Bordi C, et al. Guidelines for diagnosis and therapy of MEN type 1 and type 2. J Clin Endocrinol Metab 2001; 86: 5658-71.

167. Zeiger MA, Thompson GB, Duh QY, Hamrahian AH, Angelos P, Elaraj D et al. American Association of Clinical Endocrinologists and American Association of Endocrine Surgeons Medical Guidelines for the Management of Adrenal Incidentalomas: executive summary of recommendations. Endocr Pract 2009; 15:450-3.

168. Chowdhury TA, Lasker SS. Coexisting renal artery stenosis and primary aldosteronism. Nephrol Dial Transplant 1997; 12: 2735-6.

Bibliographie

169. Rossi GP, Sechi LA, Giacchetti G, Ronconi V, Strazzullo P, Funder JW.. Primary aldosteronism : cardiovascular, renal and metabolic implications. Trends Endocrinol Metab 2008; 13:88-90.

170. Fallo F, Veglio F, Bertello C, Sonino N, Della Mea P, Ermani M, et al. Prevalence and characteristics of the metabolic syndrome in primary aldosteronism. J Clin Endorinol Metab 2006; 91:454-9.

171. Krug AW, Bornstein ME. Aldosterone and metabolic syndrome. Hypertension 2008; 51:1252-8.

172. Boggs W. Primary aldosteronism commun in diabetics with resistant hypertension. Diabetes care 2007; 30: 1699-1703.

173. Chapuis Y. Surrénalectomie vidéoendoscopique. Ann Chir 2000.; 125 :507-10.

174. Malaise J. L'incidentalome surrénalien. Louvain Med 2002 ; 123 :71-5.

175. Tracy A, Rasa Z, Quan YD. Prediction of successful outcome in patients with primary aldosteronism. Current Treatment Options in Oncology 2007; 8: 314-21.

176. Plouin FP, Kempf FB, Fakhoudi F. Hypertension artérielle des hyperaldostéronismes primaires. Arch Mal Cœur Vaiss 2000 ; 93 :1460-73.

177. Pitt B, Remme W, Zannad F, Neaton J, Martinez F, Roniker B, et al. Eplerenone, a selective aldosterone blocker, in patients with left ventricular dysfonction after myocardial infarction. N Engl J Med 2003;348:1309-21.

178. Barnes BJ, Howard PA. Eplerenone: a selective aldosterone receptor antagonist for patients with heart failure. Ann Pharmacother 2005;39:68-76.

179. Stowasser M, Bachmann AW, Huggard BR. Treatment of familial hyperaldosteronism type I: only suppression of adrenocorticotropin required to correct hypertension. J Clin Endocrinol Metab 2000; 85: 3313-8.

180. Pang TC, Bambach C, Monaghan JC, Sidhu SB, Bune A, Delbridge LW, et al. Outcomes of laparoscopic adrenalectomy for hyperaldosteronism. ANZ J Surg 2007; 77:768-73.

181. Rossi GP, Bolognesi M, Rizzoni D, Seccia TM, Piva A, Porteri E, et al. Vascular remodeling and duration of hypertension predict outcome of adrenalectomy in primary aldosteronism patients. Hypertension 2008 ; 51:1366-71.

182. Zarnegar R, Lee J, Brunaud L, et al.: Good blood pressure control on antihypertensives, not only response to spironolactone, predicts improved outcome after adrenalectomy for aldosteronoma. Surgery 2007 ; 142:921-9.

183. Rossi GP, Seccia TM, Pessina AC. Primary aldosteronism: part II: subtype differentiation and treatment. J Nephrol 2008; 21: 455-62.

184. Catena C, Colussi G, Lapenna R, Nadalini E, Chiuch A, Gianfagna P, et al. Long term cardiac effects of adrenalectomy or mineralocorticoid antagonists in patients with primary aldosteronism. Hypertension 2007; 50: 911-8.

185. Young WF. Adrenal causes of hypertension: pheochromocytoma and primary aldosteronism. Rev Endocr Metab Disord 2007; 309-20.

186. Harvey A, Kline G, Pasieka JL. Adrenal venous sampling in primary aldosteronism: comparison of radiographic with biochemical success and the clinical decision making with" less than ideal" testing. Surgery 2006; 140: 847-55.

ANNEXES

Annexe 1 : Algorithme de la société française d'HTA : conduite à tenir face à une suspicion d'HAP.

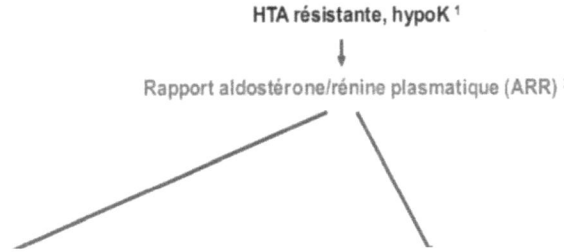

• 1 : Egalement en cas d'HTA aggravée chez un sujet jeune ou de tumeur surrénalienne compatible avec un HAP.
• 2 : Dosage de la rénine active et de l'aldostérone plasmatiques en position couchée (debout). Possibilité de test de freination (charge en sel). Le seuil minimal pour la rénine active est fixé à 5 ng/l.
• 3 : L'ARR est élevé si > 23 ng/l/ng/l en position couchée. Le diagnostic d'HAP ne peut être retenu que si l'aldostéronémie est élevée.
• 4 : TDM surrénalienne avant et après injection pour étude de la densitétissulaire.
• 5 : Un nodule surrénalien tissulaire unilatéral est évocateur d'adénome de Conndans un contexte d'HAP si son diamètre maximal est compris entre 10 et 20 mm.
• 6 : La TDM peut être normale dans une hyperplasie surrénalienne avec HAP.
• 7 : Le cathétérisme veineux surrénalien (KTVS) en vue de dosages hormonaux sélectifs n'est indiqué qu'en présence d'un HAP. Il peut être réalisé lorsque la TDM montre des

surrénales nodulaires, des surrénales normales, voire avant toute chirurgie d'exérèse pour HAP.
• 8 : En cas de résultat non conclusif du KTVS, une scintigraphie surrénalienne au noriodocholestérol peut être réalisée. Si celle-ci est négative, le traitement sera médical. En cas de positivité, l'exérèse de la lésion surrénalienne seraproposée.
• 9 : La chirurgie d'un HAP a un effet bénéfique sur la PA essentiellement avant 55 ans.

Annexe 2: Algorithme décisionnel devant une suspicion d' HAP (PF Plouin-HEGP Paris).

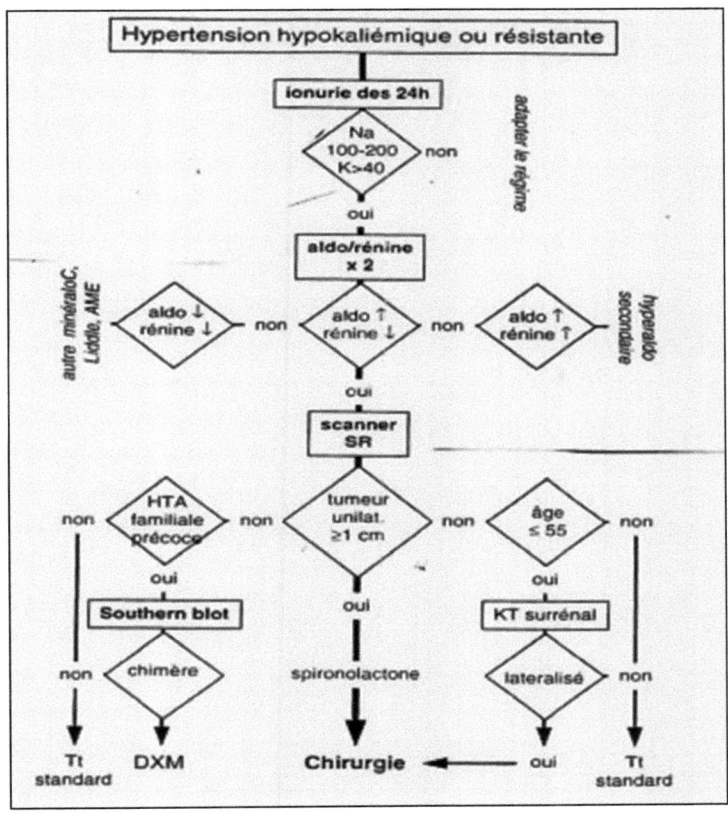

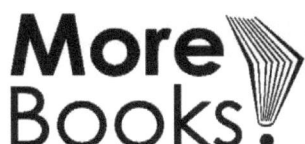
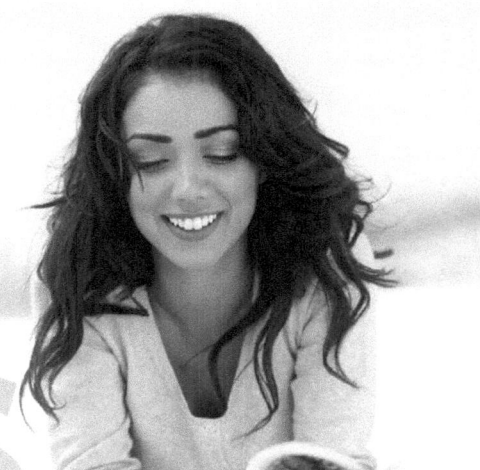

Oui, je veux morebooks!

I want morebooks!

Buy your books fast and straightforward online - at one of the world's fastest growing online book stores! Environmentally sound due to Print-on-Demand technologies.

Buy your books online at
www.get-morebooks.com

Achetez vos livres en ligne, vite et bien, sur l'une des librairies en ligne les plus performantes au monde!
En protégeant nos ressources et notre environnement grâce à l'impression à la demande.

La librairie en ligne pour acheter plus vite
www.morebooks.fr

SIA OmniScriptum Publishing
Brivibas gatve 1 97
LV-103 9 Riga, Latvia
Telefax: +371 68620455

info@omniscriptum.com
www.omniscriptum.com

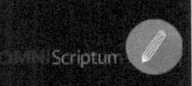

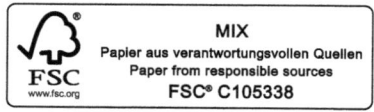

Printed by Books on Demand GmbH, Norderstedt / Germany